癌後重生

結直腸患者

的抗癌者日誌

新

九位患者與家屬親身經歷，少走彎路便能順利康復

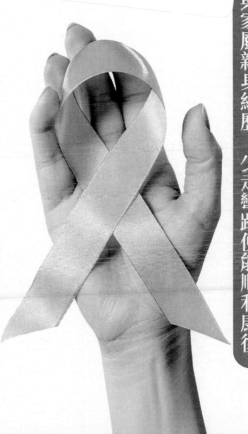

即便在抗擊癌症的艱難旅程中

希望仍然燃燒，生命依然可以充滿意義和喜悅——

九個真實故事，從疾病初期發現到最終康復的全過程

關於病症管理 × 治療選擇 × 心理調適 × 家庭支持的寶貴見解

目錄

前言　Preface

　　結直腸癌是世界第三大癌症死亡原因，而結直腸癌在臺灣的發生率也占第一位，死亡率高居第三位。過去 30 年來，臺灣結直腸癌發生率每 10 萬人就有 62 人，可以想像，當得知罹癌時，這些病人和家屬是如何的震驚和悲傷。殊不知，等待他們的可能是漫長而艱辛的抗癌之路，而他們根本沒有任何心理準備，更不知道如何具體地應對。比如，對於病人，如何面對變化、怎麼調整心態、如何看醫生、如何與病和平共處等等。對於病人家屬，如何適應新情況、如何認清自己的角色、如何做好心理建設、如何跟病人相處以及應對外界等。而這些，正是本書要告訴讀者的。全書收錄了 9 個「非典型」真實抗癌故事，每個故事的作者是以「過來人」的角色去回顧和覆盤診療的全過程，包括發病前的症狀、確診過程、求醫問藥、治療方案的選擇、康復治療、日常生活飲食起居等，以及抗癌路上所走過的彎路、寶貴經驗的總結，基本涵蓋了結直腸癌病人診療中所遇到的所有問題。我們希望，本書能夠幫助病人及家屬調整心態、正視疾病、燃起戰勝癌症的信心；傳遞正確觀念，即癌症不可怕，理性面對，遵照醫囑並依循正規管道治療，杜絕偏方、神醫。對剛

前言　Preface

患病不久的病人及家屬有具體到可操作層面的實用性幫助。

　　癌症是非常複雜的疾病，即使同是結直腸癌，病人之間也會有非常大的差異，所以，本書中各位「過來人」所提到的具體治療方案只是對個體有用，切記不可照搬。每位病人都應以自己主治醫生的醫囑為準。

　　遭遇結直腸癌是不幸的，而遇上本書在某種程度上是一種幸運。哪怕只有一位結直腸癌病人讀了此書而深受鼓舞，積極面對疾病，少走了彎路而順利康復，我們也是由衷地感到欣慰。

　　最後，祝願各位病人早日康復，未來可期。

陪妻抗擊晚期
結腸癌手記

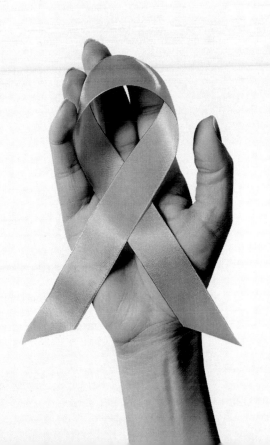

　　在上有老下有小的年紀，妻子得了一場差點要了命的病，付出了很多時間、金錢和精力，也獲得了寶貴的人生經歷，接觸到了全新領域的人和事，認識了很多新朋友。

　　治病過程頗為不堪回首、心力交瘁，現在病情平穩，才能以較為平靜的心態審視整個過程。謹以此文記載陪妻子治病的歷程。文中有不少結直腸癌相關知識和就醫資訊，希望對大家有用。

病程摘要

　　2016 年 9 月 乳癌手術，7 個淋巴結轉移。

　　2016 年 10 月— 2017 年 5 月 術後化療 8 次。

　　2017 年 6 月 術後放療 20 次。

　　2017 年 7—8 月 莫名發熱、腹痛。

　　2017 年 9 月 確診右半結腸癌，侵犯十二指腸、胰腺、膽囊。

　　2017 年 9 月 23 日 結腸癌第一次手術，術中發現無法切除，手術失敗。

　　2017 年 10 月 6 日 術後腹腔感染，抗生素系列性治療。

　　2017 年 10 月— 2018 年 1 月 化療＋標靶治療 +PD-14 次。

　　治療期間 4 次腸阻塞，1 次腹腔感染，透過保守治療解決，插胃管、灌腸、抗感染、靜脈營養。

2018 年 2 月 2 日 胰十二指腸聯合右半結腸切除手術。

2018 年 2 月 術後感染、胸水、膽管阻塞。

2018 年 2 月 21 日 出院，2 個月後膽管阻塞自行緩解。

2018 年 5—7 月 術後化療 4 次，隨訪至今。

發現異常

如果一個平常很繁忙的醫生突然對你和顏悅色、非常耐心，這時你得小心了，可能是你碰上大事了。

2017 年 9 月 8 日（星期五）CT 報告

下午兩點鐘，我接到妻子打來的電話：「忙嗎？你能來醫院一趟嗎？我 CT 檢查結果不太好，有傳訊息給你了。」我點開訊息：右側腹腔有巨大腫物，疑似結腸 CA。

醫院就在我家附近，妻子 2016 年 9 月查出Ⅲ期乳癌，做過手術，術後病理顯示 7 個淋巴結轉移，之後做了 8 次化療和 20 次放療。

2017 年 7 月開始，妻子每天下午輕微發熱，但沒有超過 38℃的，晚上自行退去；8 月開始覺得自己腹部有點隱痛，但她不願意去醫院；9 月 1 日孩子開學，終於鬆了口氣，她去醫院做了 CT 檢查。

我趕到醫院的消化內科，醫生看完報告對妻子說：「你的問題內科解決不了，又得過乳癌，我看你直接去外科掛號吧。」然而當天的普通外科已經停止接受掛號了了，只有闌尾炎專科門診，我沒有猶豫直接掛了一個。

闌尾炎專科門診候診的人相對少，醫生仔細看了報告後說：「不用著急，我幫你們找個醫生。你們也不用到處打聽，這個病找他最合適。」說完他打了個電話。5點多，一個穿著綠色手術服、一臉疲憊的年輕醫生來了，「我們主任讓我來看看」，他看了報告後說：「先做個大腸鏡取病理吧，確認這個東西是不是惡性的，如果病理科說是，就打電話給我。我姓 L，我們主任是 J 主任。」說罷留電話給我並開了大腸鏡檢查單。

大腸鏡檢查，就是從肛門伸進去一根前端帶內視鏡的細長可彎曲的纖維軟管，可以觀察整個大腸，還有一小部分的小腸。大腸鏡檢查可以早期發現腸道息肉、發炎、腸癌等病變，並且可以在內視鏡下取病理活檢，明確是否是惡性腫瘤。50 歲以上人群推薦每 5 年做一次大腸鏡檢查，有結直腸癌家族病史者應在家人發病年齡提前 5 年開始每年進行結直腸鏡檢查。

大腸鏡檢查預約到了一週之後。異地就醫的朋友請注意，對此要有足夠的心理準備，要麼提前規劃、耐心等待，要麼去其他醫院或體檢中心檢查。也可以先在別處做好充分檢查，盡量提供醫生足夠的治療依據，節省彼此的時間。

　　我們很感激這位闌尾炎專科門診的醫生，他沒有說「我是看闌尾炎的，你們這個我看不了」，而是積極地幫我們聯絡合適的醫生。遇到年輕的惡性腫瘤病人，很多醫生都會出於同情去盡力幫忙，我們之後的就醫經歷中也反覆證明了這一點。

2017年9月13日（星期三）大腸鏡和保可淨（Bowklean Powder）

　　大腸鏡檢查，從前一晚開始就需要進行清腸。清腸就是病人喝兩劑保可淨散劑（俗稱瀉藥），然後不停地跑廁所，把腸道排空。具體的禁食禁水時間會根據大腸鏡檢查安排時間而有差異，患者可以再諮詢醫護人員。

　　當天的檢查結果顯示：升結腸見一腫物向腔內環周生長，腸腔狹窄，內鏡通過困難，取 4 塊活檢。醫生表示看起來像是惡性的，但是還是要等病理結果最後確認。

2017 年 9 月 15 日（星期五）

　　病理結果出來了，右半結腸癌，低度分化（癌細胞惡性程度較高）。補繳了進一步病理檢查的費用，打了個電話給 L

醫生，他說已經知道病理結果了，需要排床，一旦有床位就會通知我們。

一年內得了兩次癌症，我們回家後心裡難免忐忑不安。我們屬於較配合治療的病人和家屬，一直以來從事技術工作的我，相信這種大醫院醫生的專業判斷和職業素養。妻子屬於天塌下來也很樂觀的人，「有病就治吧，反正對醫院都熟門熟路了，離家也不遠」。2016 年乳癌的治療就是她自己什麼都不操心，全部按照醫院的診療流程進行，沒去過第二家醫院。

我上網查了 J 主任的資料，是知名大學醫學院博士畢業，年富力強，擅長腹腔鏡下切除各種腹腔惡性腫瘤。

腹腔鏡手術：腹腔鏡手術即所謂「微創手術」或「無疤痕手術」是醫師藉由在腹壁上製造 2 至 4 個小洞，每個約 0.3 至 0.5 公分的小切口，藉由一個具有小光源及照相機，透過像望遠鏡或針孔攝影機一樣的鏡頭，將拍攝的影像傳輸到電腦螢幕上，再使用各類手術器械進行手術。此類手術已經漸漸取代「大刀闊斧」15 公分大疤痕傳統手術的方法。由於手術的傷口很小，使病人康復及回歸日常生活所需的時間大幅減少。

住院檢查

2017 年 9 月 17 日（星期日）

　　這天原本打算參加馬拉松大賽，但我無心去跑了。妻子勸我在家待著也幫不上什麼忙，還是去吧。豔陽高照，汗流浹背，跑過 2 公里時接到電話：「明天上午 8 點之前到外科樓 8 樓來辦住院手續，準備手術。」我說聲「謝謝」掛了電話。

2017 年 9 月 18 日（星期一）

　　我拖著賽後劇痛的雙腿，在中日外科樓 8 樓爬上爬下辦理好住院手續，住的是六人間的大病房。妻子進行了血液生化、心電圖、胸部 X 光等常規檢查。白血球 11×10^9，血紅素 $80g/L$。我由於嚴重曬傷，順便去皮膚科開了點爐甘石洗劑（Calamine lotion）。妻子當晚沒有住在醫院，回家後還是微微發熱。

　　題外話，外送真是住院、急診、化療、手術必備，讓大家擺脫了只能吃醫院餐和便利商店的困境，按讚。

2017 年 9 月 20 日（星期三）

　　J 主任在電腦上看了顯影 CT 的檢查結果，面色有點凝重，於是加做了一個十二指大腸鏡檢查。做完後 J 主任說，

手術時間定了，週五早上第一臺，情況比預想的要嚴重，腫瘤已經侵犯十二指腸和膽囊了。

> 　　顯影 CT，是在 CT 掃描時在靜脈內推注含碘顯影劑，血管和血流的影像會更加清晰準確。腫瘤會改變附近的微血管使其為之供血，透過顯影 CT 檢查能夠更清晰地看出腫瘤與其他器官、組織的相互關係，是結腸癌手術的判斷依據。換句話說，普通 CT 只能看到有沒有腫瘤，顯影 CT 看的是腫瘤能不能切、怎麼切。

2017 年 9 月 21 日（星期四）

　　下午術前談話，我簽了一堆文件。L 醫生說：「情況很樂觀，手術方案不是腹腔鏡，會直接開腹。如果出現腹腔大面積轉移或者腫瘤侵犯多個器官，無法切除，就會直接關腹，中止手術。如果明天開始一兩個小時之內沒叫你，那就是好事，說明我們開始切腫瘤了。」這時我真的有點慌了，不過還是選擇相信醫生的專業判斷。

　　晚上妻子再次喝清腸劑做準備，我緊張得一夜沒睡，妻子睡得還好。

手術失敗

2017 年 9 月 22 日（星期五）

6：30，妻子來到醫院換好手術服；7：30，插胃管，被推進手術室。我坐在手術室外的椅子上，緊張地盯著大螢幕上的病人手術狀態。我媽送完孩子上學也來到了手術室外。

8：00 開始術前準備，8：30 麻醉，9：00 多手術開始，10：00 聽見有人喊：「某某某的家屬，請到談話室。」

J 主任戴著口罩，「她這個腫瘤太大，跟十二指腸和胰腺長在一起了，分不開，切不下來，而且感覺不像是原發的，像是別處轉移來的，我們要中止手術，請你簽名。」並用手機向我展示手術中的一段影片。

我的腦袋嗡了一聲，手術室外嘈雜的聲音全都聽不到了。「就沒辦法了嗎？」J 主任搖了搖頭，我木然簽完名，慢慢走回座位。我媽問我怎麼樣，我說了實情，老太太聽後眼圈一下子紅了。

11：00，我把妻子推回病房，盡量表情上顯得輕鬆。妻子問我手術怎麼樣，我說很順利、很成功。她說一點兒也不疼，現在感覺挺輕鬆的，我默默地點了點頭。

下午在病房外遇到 J 主任，問下一步怎麼辦，他說：「她這個腫瘤有點怪，黏連器官太多、太緊，切不下來。等恢復

的這段時間先化療吧！你跟病人說了嗎？」我說：「我不敢說，我自己都沒能完全接受 .... 我不知道怎麼說。請您跟護理師囑咐一下先不要告訴病人。」J 主任問：「家裡有小孩嗎？」我點點頭：「有個不到 9 歲的男孩。」晚飯時間，我躲到車裡大哭了一場。

　　晚上醫院陪病，妻子精神狀態挺不錯，說了不少話，我只是一直支支吾吾著。

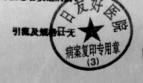

麻醉方式：全麻
麻醉医师：陸量

手术经过：　全麻成功后，患者平卧手术台上，常规消毒铺巾。取上腹右侧经腹直肌纵行切口入腹，长约20cm。逐层进腹，见大网膜表面血管粗大迂曲。横结肠肿瘤侵出浆膜层向外生长，肿瘤表面不光滑，呈结节状，红紫色。侵犯胆囊体底、十二指肠球部、降部及水平部。肿瘤同时侵犯后腹膜形成质硬团块，难以抬起，胰头部无法目视评估，考虑亦受侵犯。肿瘤与上述器官、组织粘连紧密成团。无法完成根治性切除。切取肿瘤突出处瘤体直径约0.5cm，送病理检查。止血后清点器械、纱布无误，逐层关腹。术后患者安返病房。

失血量：50 ml　　　　输血量：400 ml　　　引流及规□□无

术中病理所见：见上
标本去向及时间：送病理科

手术者签名：

手術報告

　　大致說來大腸癌的治療方式主要有三種：外科手術，放射治療與化學治療。一般醫師會依據臨床檢查與癌症分期的結果來建議病人選擇適當的治療方式，有時僅採其中一種，

有時會合併使用。另外有些醫師也會建議一些尚未完全定論的方法，例如免疫治療，化學預防等等。

其中，外科手術切除一直是大多數癌症治療的主力，因為唯有能完全切除才有治癒的可能，對大腸直腸癌也是如此。而依腫瘤位置的不同，採取的手術方式也會稍有不一樣，除了將腸道腫瘤切除外，通常也會將附近的組織與淋巴移除掉。

近年來對大腸直腸癌，放射治療除合併手術方式外，也與化學藥物治療合併使用，不少文獻也認為有正面的意義。至於先放射治療或化療，甚至加上手術使用的先後順序，仍無定論，有待更多的研究。而對於手術後復發的腫瘤、或腫瘤太大無法手術切除者，或是轉移部位導致不適，都可藉著局部給予照射，來減少症狀，這時放射治療也是所謂姑息性治療的一種手段。

2017 年 9 月 23 日（星期六）窺探黑盒子

一大早，J 主任來查房，我跟著他到醫生辦公室，他說：「十二指腸本身功能不是特別重要，但它是個十字路口，連接胃和小腸，膽總管、胰管從此經過，如果動十二指腸，胃、胰腺都要同時切，膽管、胰管要切斷了重新吻合，右上腹器官基本會全部切空。胰十二指腸切除術是腹腔外科手術

的巔峰，難度很高，你妻子這個（腫瘤）還把上腸繫膜靜脈包進去了，不建議做。」我問：「能不能做姑息性切除？」他說：「她目前這個情況，治療過程中很容易出現十二指腸穿孔，擔心到時候可能來不及急診手術，你要有個心理準備。」病情超出了我的最壞預期。

我妻子這個手術還得加上右半結腸和上腸繫膜動脈（superior mesenteric artery，SMA）切除及重建。

回到病房，妻子問我，為什麼她身上沒有引流管？我瞞不住，只好把實情告訴妻子。妻子短暫地慌亂之後，很快冷靜下來，跟我一起分析了半天，基本確認這個腫瘤不是乳癌轉移來的。妻子最近幾年每次體檢都貧血，乳癌術前血紅素只有 60g/L 多，沒找到原因，當時輸血後就手術了；現在能夠解釋通了，那是由於結腸癌腸道長期出血導致的貧血。

胰十二指腸切除術，也叫 Whipple operation 或者 pancreatoduodenectomy（PD）手術，腹腔中難度最高、創傷最大的手術，是胰頭癌的主要治療手段。1933 年由惠普醫生（Allen Whipple）將原來歷時 4 週才能完成的手術改良為兩天。由於手術工具和技術的不斷進步，PD 手術如今已經可以在幾個小時內完成。標準 PD 手術的切除範圍包括胰頭及胰腺鉤突、十二指腸、膽總管、膽囊、遠端胃及近端空腸，還需常規行胰頭周圍淋巴結廓清（包括第 6、8、

12、13、14、17組淋巴結）及消化道重建，包括胰空腸、膽道空腸及胃空腸吻合。由於胰頭癌的惡性程度極高，PD術後病人 5 年存活率不足 20%。

下午看護來了，我得以回家補眠。晚上跟兒子在社區裡閒逛，我問他：「這個世界上有些事情，我們控制不了。如果有一天媽媽不在了，你會想她嗎？」兒子看了看我說：「當然，我會永遠永遠想她，因為她是最好的媽媽。」我忍住了眼淚，為了孩子不失去媽媽，我不能放棄努力。

在此之前，醫院、醫生和治療方案對我是一個黑盒子，我相信任何一個人和機構，都會有它的局限性；但從現在起我要進入這個黑盒子內部了解它運轉的規律，更好地整合身邊的醫療資源，看看有沒有翻盤的機會。

多年理工科學習、工作的基礎，讓我很快覺得從網路上搜到的資訊過於零碎，缺乏邏輯。慢慢地，我也摸到了門路，當時的中文資料有限，而且搜尋極不便利；最簡明的思路是治療理論以 NCCN[001] 的指南為基礎，輔以 PubMed(4) 上的最新論文；醫療團隊則結直腸癌治療指南的專家為主，輔以他們的論文合作作者。

深夜讀《NCCN 指南》、關於胰十二指腸切除術的論

---

[001]　NCCN：National Comprehensive Cancer Network，美國國家癌症資訊網。每年釋出的各種惡性腫瘤臨床實踐指南，得到了全球臨床醫師的認可和遵循。

文，查一個個看不懂的術語，看參考文獻，慢慢地我對病情和治療方案有了更深入的了解。

我弄明白了當時最重要的兩件事：一個是要補充病理檢測和基因檢測，看看有沒有好的內科治療方案；另一個是如果再次手術，若要進行胰十二指腸和靜脈切除，恐怕需要頂級的肝膽外科醫生進行手術。

輾轉求醫

2017 年 9 月 26 日（星期二）

妻子去病理部補做了 MMR、KRAS、NRAS、BRAF、PIK3CA、HER2[7] 的免疫組化和基因檢測。

辦理出院、繳費後，我預約了各大醫院的肝膽外科、腫瘤內科、介入醫療科、放射腫瘤科的掛號。

2017 年 9 月 27 日（星期三）

先到肝膽外科見了 L 主任。L 主任看了報告後直接說：「PD 術後存活期一般是很短的，大概有一半人都不超過 12 個月，做這個手術很難說一定會延長你妻子的生存時間。我建議你去一般外科問問看。」

一般外科已經停止接受預約了，我抱著試一試的心態到

一般外科走廊裡攔住了一個路過的年輕醫生，他沒拒絕我，帶我進了一間空著的看診室仔細看了報告，說如果要手術還是找肝膽外科更好。

然後我找了腫瘤內科的 Z 副主任，她了解到我妻子有明顯的腸癌家族史，問我測沒測 MMR，我說測了還沒有結果。她建議化療方案可以選 Folfox[002] 或者 Folfiri[003]，標靶藥物的選擇要等基因檢測結果出來。

為了預防腸阻塞和加強營養，我又去營養科諮詢，年輕的醫師跟我講了 20 多分鐘，又寫了詳細的營養筆記：每天 2 個煮蛋白、1 碗瘦肉，一些安素營養液，吃瓜類蔬菜，不吃葉菜、多纖維蔬菜，不吃棗類、柿子、糯米等難消化的食物，補充複合維生素和維生素 B_6 等。

之後又去了另一間醫院看診。肝膽外科 S 主任的候診間裡人山人海，他看了報告後說：「我覺得應該沒有絕對的手術禁忌。這樣好了，你先回去化療兩個月，再拿檢查報告過來，我們看看能不能解決問題。」終於遇到了第一個有信心的外科醫生，我緊繃的心稍稍輕鬆了一點。

通常來說，如果病情較為嚴重、複雜，更推薦到醫學中

---

[002]　Folfox：胃腸道腫瘤化療的經典治療方案，對胃癌和結直腸癌的治療效果非常好。該方案的主要組成藥品有奧沙利鉑、亞葉酸鈣（Calcium folinate）和氟尿嘧啶。

[003]　Folfox：胃腸道腫瘤化療的經典治療方案，對胃癌和結直腸癌的治療效果非常好。該方案的主要組成藥品有奧沙利鉑、亞葉酸鈣（Calcium folinate）和氟尿嘧啶。

心等級的醫院就診。比如結腸癌多發肝轉移，有的一般醫院不便手術，病人只能一直化療到生命最後；而我們去的肝膽外科能夠透過輔助化療加外科手術將部分病人徹底治癒，求醫過程中就遇到了不少超過 20 處肝轉移依然被治癒的病友。

2017 年 9 月 28 日（星期四） 確定治療方針

在 A 醫院，肝膽外科的 R 主任看了我給他的手術中的影片，說：「你這個黏連得一塌糊塗，先化療吧！以後的事情以後再說。」

然而去了 B 醫院，肝膽外科的 J 副主任，聽我講了病情之後，皺了皺眉說：「右半結腸侵犯胰十二指腸，切了不就行了嗎？」我說：「其他醫院都說切不了。」J 副主任仔細地看了看影像，拿紙畫了張圖，然後謹慎地說：「胰十二指腸聯合右半結腸切除我們做的比較多。你妻子這個確實不好切，腫瘤黏在上腸繫膜靜脈的分叉處，如果黏得再往上一點，我們可以把這段靜脈切掉之後做吻合，靜脈分叉處切掉的話不好吻合。我幫你掛看看我們 X 主任的號，如果他說能切就能切。」

回家我用學術資料庫搜尋關於胰十二指腸聯合右半結腸切除術的論文，看到一篇 X 主任在 2007 年發表的論文。論文中回顧了幾年來 20 多例胰十二指腸聯合上腸繫膜靜脈、門靜脈切除手術。我才知道 10 年前 X 主任就做了多例類似的手術了。

我把 X 主任發表的論文全部看了一遍，覺得他是合適的手術人選。於是就醫方針終於確定了：就在這間醫院消化內科先做轉移性治療及全套檢查，並由 X 主任看診，討論手術機會。

> 轉移性治療就是對於晚期身體情況較好的腫瘤病人，先透過一定療程的化療或聯合標靶治療、放療等，使原發灶降期的同時積極控制遠端轉移灶，把難以行根治性的手術轉化成可根治性手術。「轉移性治療」認為腫瘤治療應該是在手術前先把病灶控制好，把轉移灶縮小甚至消滅，這就改變了傳統的腫瘤治療上來就開刀的理念，使得一部分的晚期腫瘤病人獲得手術機會。

2017 年 10 月 5 日（星期三）

妻子體溫超過 39℃，人很虛弱，腹痛，走路腰直不起來。我陪她去掛急診，流感快篩陰性，驗血白血球 13×10^9，確認是術後腹腔感染。醫生開了 3 天抗生素。回家後我去醫療用品店買了一臺輪椅，又查了「腹腔內感染指南」，對後續的處理心裡有數後，每天用輪椅推著妻子去吊點滴。

2017 年 10 月 6 日（星期四）

這段期間，有些聞訊來看望妻子的親朋好友，白藜蘆醇、靈芝孢子粉、阿膠、燕窩等送了一堆。但營養科的醫

生囑咐過我：「一旦確診腫瘤，各種親朋好友的保健品、偏方、中藥就跟著關心一起送來了，一定要不聽、不信、不試。」

2017 年 10 月 8 日（星期日）

抗生素用了 3 天，重新驗血，妻子的白血球不降反升。我跟醫生說我們想盡快去化療，能不能用更高階的抗生素「亞胺培南」（Imipenem）。醫生表示理解，想了一下說：「亞胺培南一天至少要輸兩次，用厄他培南（Ertapenem）吧，一天輸一次，效果跟亞胺培南差不多。」2 天後，妻子終於不發燒了，腹腔感染被控制住，再打點滴 3 天穩定情況。

> 亞胺培南，一種用途廣泛的抗生素，常用於肺炎、腹腔感染的治療藥物。特別適用於多種病原體如革蘭氏陽性菌、陰性菌和需氧／厭氧菌引起的混合感染，以及在病原菌未確定前的早期試驗性治療。

下午去 X 主任處就診，他看了影像報告說：「要是之前沒動過手術，你們直接來找我，我現在就能幫你試試。現在病人剛做過手術，還有術後併發症，先抗感染、化療，病情穩定後，你再拿最新的檢查報告來找我。」

X 主任說能試試，我猜他可能有 90％以上的把握，畢竟他 10 年前就做過那麼多例聯合腸繫膜上靜脈切除的胰十二指腸切除術。

2017 年 10 月 9 日（星期一）

　　病理結果出來了──腸道原發，低度分化腺癌；KRAS、NRAS、BRAF、PIK3CA 基因全部野生型；DNA 錯配修復缺陷（dMMR），微小衛星體高度不穩定（MSI-H）。

> 　　12％～ 15％的結直腸癌病人存在微小衛星體高度不穩定的情況，免疫檢查點抑制劑如 PD-1/PD-L1 在該突變病人群體中有著非常好的效果。此類病人的腫瘤浸潤了大量 T 淋巴細胞，但它們卻不攻擊腫瘤，因為這些 T 細胞表面存在 PD-1 受體，腫瘤細胞透過高度表達 PD-L1，抑制免疫 T 細胞的抗癌活性。PD-1/PD-L1 抑制劑能指引免疫系統攻擊腫瘤，而且沒有化療的細胞毒性，能夠長期用藥且不容易耐藥。
>
> 　　2017 年 5 月，美國食品藥品管理局（Food and Drug Administration，FDA）批准默沙東的 PD-1 抑制劑吉舒達（Keytruda）用於治療 DNA 錯配修復缺陷或微小衛星體高度不穩定的實體瘤病人。

根據最新的業界共識，即使 dMMR 也需要進一步透過
DNA 定序確認 MSI-H。但在 2017 年，dMMR 結合家族病
史基本可以確認我妻子是林區症候群（Lynch syndrome）病
人，可以使用 PD-1 抑制劑。

我查了 PubMed 上最新關於 PD-1 抑制劑的重要論文和臨
床數據，基本明確了：即使無法透過手術切除，也可能做到
長期帶瘤生存。

轉移性治療

2017 年 10 月 12 日（星期四）

消化內科 Z 主任開了化療前的血常規、血液生化、腫瘤
標記、心電圖等一系列檢查單，以及周邊置入中心靜脈導管
（peripherally inserted central catheters，PICC）。2016 年妻子
乳癌術後化療，由於沒有置管，導致了嚴重的靜脈炎，爾後
治療找血管極其費力，所以化療前一定要進行 PICC 或者人
工血管（Port-A）置管，如果是Ⅳ期病人，預計化療時間超
過 1 年，最好一步到位用人工血管。靜脈通路對於急救也非
常重要，對於危重病人建議早早預置。

人工血管是利用手術方式植入的中央靜脈導管，除了提供化學治療使用外，也可以作為加藥、輸液、靜脈營養與抽血的途徑，可長期反覆使用，減少周邊血管受刺激而硬化或壞死。通常放置於鎖骨下方胸前處，外觀看起來約十元硬幣大小之突起，但並不會影響您的一般日常生活、休閒及活動。

　　乙主任否決了我想用化療聯合吉舒達進行轉移性治療的提議：當時，如果想用 PD-1 抑制劑可以參加醫院的臨床試驗，PD-1 單方藥又見效較慢，不適合目前的情況。

　　化療方案是奧沙利鉑（Oxaliplatin）＋卡培他濱（Capecitabine）聯合貝伐單抗（Bevacizumab）。

　　後來的研究顯示，右半結腸癌基因檢測全野生型的情況下使用西妥昔單抗（Cetuximab，商品名爾必得舒）客觀反應率（objective response rate，ORR）更好一點，更適合進行結直腸癌肝轉移的轉移性治療。但要注意除了 RAS 和 RAF 突變，HER2 擴增同樣可能導致爾必得舒（Erbitux）的耐藥，我們曾遇到一個使用 Folfoxiri＋爾必得舒兩個月就耐藥的病友，經過基因測序發現有 HER2 擴增，他改用化療＋賀癌平（Herceptin）後就取得了良好的反應。

《NCCN 指南》中，腸癌的化療藥物主要有 3 種：5-氟尿嘧啶（fluorouracil，簡寫為 5-FU 或 f5U）、奧沙利鉑（Oxaliplatin）、愛萊諾迪肯（Irinotecan）。用這 3 種藥物可以分別組合成 Folfox（5FU+ 奧沙）、Folfiri（5FU+ 愛萊諾迪肯）化療方案，也可以 3 種一起組合成最強的化療方案 Folfoxiri。這 3 個方案都是兩週一次，每次還要帶 48 小時的 5-FU 靜脈導管。

卡培他濱是一種口服化療藥，能夠模擬靜脈滴注 5-FU 的效果，副作用更小。CAPOX 方案是 Folfox 方案的一種改良，3 週一次，為醫院節省了床位資源，同時也為病人贏得了寶貴的恢復時間。

貝伐單抗，商品名癌思停（Avastin），是世界上第一個用於抗腫瘤血管生成的客製化免疫球蛋白 G1 單株抗體，可以阻斷腫瘤供血來抑制腫瘤生長，還能夠降低奧沙利鉑造成的肝臟毒性，副作用較小。2016 版《NCCN 指南》曾建議，右半結腸癌使用貝伐單抗可以獲得更長的存活期。

2017 年 10 月 13 日（星期五） 多管齊下

就診腫瘤內科的 B 主任。2016 年有位 30 多歲的女病友，結腸癌盆腔植入性轉移，無法手術，對所有化療藥耐藥，B 主任根據其 dMMR 的免疫組化結果，使用化療 +PD-1 的方

案，完全逆轉了病情，9個月後手術切除的病灶中未化驗出腫瘤細胞，神奇治癒。B主任是最早使用化療聯合PD-1抑制劑的實踐者之一。

除了病人的數據外，我把美國目前所有PD-1抑制劑在腸癌上應用的相關臨床的數據整理成一份表格。B主任看了非常高興，跟我分析道：「你妻子這個情況是腫瘤負荷比較大，想要快速縮瘤進行手術，在這種情況下，單用PD-1抑制劑不合適，不夠快，還是以化療為主。你看你整理的這個Folfox聯合吉舒達在臨床的ORR非常高，我們可以考慮在Capox+貝伐單抗的基礎上加上吉舒達。」

腫瘤有3個主要特性：無限繁殖分裂，改變周圍血管為其供血和逃避免疫系統的攻擊。這個組合方案是用化療打擊快速增殖的腫瘤細胞，用貝伐單抗抑制腫瘤的供血，用PD-1抑制劑調動自身免疫系統攻擊腫瘤。

2017年10月17日（星期二）

第一次化療，奧沙利鉑+貝伐單抗，回家口服截瘤達（Xeloda）。

化療中我跟一位年輕醫生聊天，他關切地問我：「你妻子情況這麼嚴重，打算怎麼治啊？」我跟他講了一下方案，他很贊同。我問他：「我妻子去年乳癌的時候沒有進行腹盆顯影CT或者核磁共振檢查，如果在你們這裡的話應該就不

會出現這種情況了吧？」他說：「這也不好說，別間醫院都沒查出來的話，我們也不一定就能查出來，癌症治療還是得聽一下多個醫院醫生的意見。」

　　妻子化療後反應不大，體質有了明顯的改善，化療三四天後，就容光煥發地跑出去跟朋友吃火鍋了。血液檢查，血紅素從 80g/L 猛漲到了 105g/L，再也沒用過輪椅。

　　　化療是極其有效的腫瘤治療方法，延長了無數腫瘤病人的生存時間。通常人們對化療的誤解主要有兩個：一是認為化療很痛苦，生不如死，其實是絕大部分人都可以耐受，對大多數副作用都有成熟的解決辦法；二是認為化療是落後的技術，不如標靶治療、免疫治療、細胞回輸治療、新抗原治療這些新興治療手段先進。其實部分治療方案往往缺乏足夠的臨床證據，有尚不清楚的局限性，臨床的受益可能還不如經典的化療、放療和手術。化療能夠改善病人對一些標靶藥物的基因耐藥性缺陷，能夠提升免疫治療的效果，能夠為手術提供更高的 R0 切除率。確診腫瘤後不用急著手術，有的透過術前放化療就可以達到完全治癒的效果；有的可以縮小腫瘤，殺滅微小轉移灶，獲得更好的手術效果。

2017 年 11 月 7 日（星期一）

　　第二次日間病房化療，熟門熟路了，我辦完手續後把車停到了醫院停車場裡。下午繳費出院。

　　妻子化療難受兩三天後基本就恢復正常，還能幫忙做飯和接送孩子。白天沒事時開車出去找朋友、同事吃飯喝茶，本來以為只能再見她最後幾面的同事朋友都十分驚喜，紛紛感慨現代醫學技術的神奇。

　　癌症晚期的治療對多數家庭都會有經濟上的壓力，是對家庭經濟基礎和認知，以及人力資源的綜合考驗，有效整合醫療資源才能獲得更有效的診治。後來我們認識的幾個年輕病友自己雖然工作年限不長，收入也不是很高，但有風險意識，提前購買了癌症健康保險，透過保險解決了部分治療費用的燃眉之急，得以採用最先進的治療方案。

2017 年 11 月 30 日（星期四）　曙光初現

　　妻子的 CT 複查顯示腫瘤明顯退縮，由 98mm 變為 58mm。我去找 X 主任看檢查報告，主任表示影像上胰頭跟腫瘤的分界清晰了，上腸繫膜靜脈的包繞不明顯。「你再做兩次化療，最後一次不用貝伐單抗，然後就可以做手術！」

　　走出醫院，在凜冽的寒風中我絲毫不覺得冷，一抬頭，一縷強烈的陽光刺破漫天的霧霾。

> 　　腫瘤治療開始之前或者手術切除之後一定要做影像（顯影 CT/ 核磁共振）和腫瘤標記檢查為基礎，治療過程中一般每兩個月左右複查一次，跟術前檢查及近期檢查結果進行多方對比才能準確評價治療效果。術後的檢查和詳細照護原則，也需要病人自己多多留意。

2017 年 12 月 7 日（星期四）

　　消化內科 G 醫生說，腸阻塞這個東西很奇怪，有的人腫瘤惡化時出現腸阻塞，有的人腫瘤縮小也出現腸阻塞。一語成讖。

　　第三次化療後，老婆腹痛不止，停止排氣排便。送到急診科，CT 顯示：急性腸阻塞。

> 　　腸阻塞的治療手段主要有手術、腸阻塞支架／腸造口和保守治療。腸道支架手術與心臟支架的概念類似，醫師以內視鏡的方式將腸壁先撐開後放入支架，支架通過腫瘤後就像「打通隧道」般，讓腫瘤不再堵住腸道，一般手術時間約莫 1 小時左右，解決了排便問題，也可以使病人獲得較好的休息，養好精神日後可以再評估安排腫瘤切除手術或是其他進一步的治療。

　　消化內科並不建議幫我妻子安裝支架，因為使用貝伐單抗期間用腸阻塞支架有腸道出血不止的風險，一旦出血急診

手術都沒法做。

採用保守治療，完全禁食禁水，放置鼻胃管減壓或抽吸，輸營養液，灌腸。消化內科沒有床位，每天坐著打七八個小時點滴不太現實，只能把藥帶回家請專業看護上門協助。

我查了 50 多篇中醫治療腸阻塞的論文，做了個精要分析，發現並沒有一個主流的方法，有 10% 的論文說透過針灸或按摩足三里穴能夠刺激腸道蠕動，縮短自行通開的時間。

結果 3 天後妻子再次出現腹腔感染，高燒 39℃，這次我直接要求使用厄他培南。

寒冷的冬夜，急診室依然忙碌，年輕的醫生開完藥，看著電腦裡妻子的病歷輕輕搖頭說：「我還能為你做點什麼呢？」望著救護車上抬下來直接進入急救室的人，似乎我們的情況並不算糟糕。

當你有什麼事情想不開的時候，去急診室等待區待幾個小時，會覺得一切煩惱都不算什麼。

一週後，腸阻塞自行通開。

2017 年 12 月 25 日（星期日）

第二次腸阻塞，我們應對更有經驗了。在急診內科更加小心地處理，這次沒有感染，一週後自行緩解。

手術近在眼前，容不得半點閃失。我查閱了大量的資料後

去營養科請教，採用了一個極端的方案，白天只喝大量亞培安素，別的基本不吃。傍晚喝清腸劑通便。好歹堅持完了第四次化療。再次進行顯影 CT 檢查，顯示腫瘤縮小至 48mm。

> 　　預防腸阻塞應禁食葉菜、棗、柿子等食物，可以吃瓜類蔬菜、肉泥、蛋白、營養品等。很多消化道腫瘤病人因為飲食不注意導致腸阻塞耽誤治療，甚至危及生命，腸癌確診後最好去營養科諮詢飲食方案。

2018 年 1 月 11 日（星期四）

　　再次就診 X 主任，主任看了最新的檢查結果說：「化療的效果還真好，要不再化療兩次，春節後動手術？」我把頭搖得像撥浪鼓一樣，整天擔心阻塞、擔心穿孔，像走鋼絲一樣的日子實在是難熬。我說：「主任，既然您看現在有可能切乾淨，就怕再化兩次萬一腫瘤惡化了，後悔不及。」X 主任點頭表示理解。但還是擔心上腸繫膜靜脈的問題，先是讓 B 醫生去醫學影像科跟醫生討論了半天，又點名讓超音波科名醫 Y 主任幫忙判斷腫瘤與上腸繫膜靜脈、門靜脈的關係。

　　雖然心裡著急，但超音波檢查還是約到了 1 週之後，只能心裡默唸：好事多磨。後來發現，X 主任想讓我們節後手術，是因為當時排床困難。醫院和醫生都會受客觀條件的限制，不

可能只考慮病情，作為病人家屬，一定要保持理性，需要爭取的時候才能夠有理有據地去說服醫生獲得更好的機會。

2018 年 1 月 17 日（星期三）

做超音波檢查，Y 主任親自檢查，護理師在旁邊敲診斷報告：「腫瘤大小 4cm×3.4cm×4.2cm，門靜脈未見明顯受累，上腸繫膜靜脈與腫瘤貼近，範圍 1cm。」Y 主任看了看說：「把 1cm 改成 0.8cm 吧。」做完診斷，Y 主任對我妻子說：「加油！」

越是知名的專家，術前一定會反覆確認手術的成功機率。頂尖醫院不缺病人，沒有十足的信心不會輕易動手術，病人和家屬不必糾結手術風險。

2018 年 1 月 18 日（星期四）

X 主任開了住院單後，我們回家等待，天天度日如年。

▋二次手術

2018 年 1 月 26 日（星期五）

妻子終於入院。醫院條件不錯，兩人房，面積不小，還有個不小的陽臺。

　　住院醫師 B 醫生個子高大，敦厚穩重，整天忙得腳不沾地。住院護理師來交代了各種注意事項。同間的病友是一位女老師，30 多歲，膽結石。她母親在此接受了乳癌手術，深感這裡技術好、醫護人員熱心，非要來找 X 主任做手術。

　　妻子由於腸阻塞不敢正常吃飯，身高 166 公分，體重只有 30 多公斤，嚴重營養不良。每天輸一袋 1400 大卡[004] 的營養液。

　　別人可能理解不了，能住院手術就讓我們覺得很幸福。別的病房病人術前大多心情低落和緊張，有的人會哭很久，我們則到處找人聊天。我心裡踏實許多，終於不用自己再做什麼了，也不查文獻、看手術影片了，只在病友群組裡閒聊。

　　妻子住院後，我每天早上 7 點前準時到醫院，為了在醫生查房時能聊幾句。然後上班，春節前還有最後一些收尾工作，事也不多。午後 3 點左右是探視時間，我進病房，有檢查陪檢查，沒檢查就聊天玩手機。晚飯之後我回家檢查孩子作業，孩子睡後，還能看兩集《實習醫生》（ *Grey's Anatomy* ）。

2018 年 2 月 1 日（星期四）

　　術前談話，聽完醫生講的各種風險後，我非常平靜，因為這一刻我們已經等了很久。

---

[004]　　1 大卡 =4185.85 焦。

各種術前簽名，麻醉簽名，自費手術器材確認。

2018 年 2 月 2 日（星期五） 一錘定音

7：00，妻子被推入手術室；16：00，安返病房。手術成功！

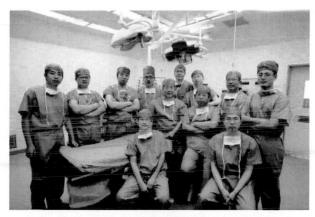

手術醫師

半年來一直威脅生命的腫瘤被整體切除，清出體外。右半結腸聯合胰十二指腸切除術，切除了右半結腸、十二指腸、胰頭、四分之一的胃、膽囊，重建消化道，清除淋巴結 39 個。

妻子已經清醒了，還有點虛弱，護理師交代各種術後注意事項：如何記錄 4 根引流管、胃管、尿管的引流量，如何判斷顏色是否正常，生理監視器的指標怎麼看……晚上每隔 3 小時量一次體溫，護理師頻頻來更換各種液體，我一晚上基本沒怎麼睡。

腸癌的治療核心手段是外科手術，術前化療、放療都是為手術服務的。腹腔外科手術至今已經有兩百多年歷史了，一代代外科醫生們發明和改造了各種精妙的術式和工具，惠普手術（Whipple operation）從耗時 4 周逐漸進步為 4～8 個小時。今天的外科醫生有著比前輩更好的工具、技術和經驗，在和腫瘤短兵相接中，挽救了更多的生命。

2018 年 2 月 3 日（星期六）

早上 7：00，X 主任來查房，妻子艱難地說了聲謝謝。術前請好的看護張姐今天也到了，看護經驗豐富，護理的事交代一遍就夠了。

由於術前營養狀況不良，妻子術後每天輸 4 支血清白蛋白、一袋血漿。有論文說，術後 9 天持續輸入血清白蛋白能明顯降低胰廔管和膽管阻塞的機率，前者的致死風險很高。妻子術後體溫一直在 37.5℃左右。

2018 年 2 月 6 日（星期二） 發燒

妻子開始下床行走了，走廊遇到了 X 主任。X 主任很高興，說我妻子畢竟年輕，恢復得快。結果下午妻子體溫超過了 38.5℃，我拿著就醫紀錄去找 B 醫生，建議他直接用亞胺培南，頭孢菌素類抗生素可能不管用。B 醫生先給測了前降

鈣素（procalcitonin，PCT），確實高，然後同意用藥。當晚體溫超過 39℃，用了肛門塞劑，然後靜脈滴注亞胺培南。

2018 年 2 月 9 日（星期五） 胸水引流

亞胺培南輸了兩天之後體溫有所降低，在 38℃左右。顯影 CT 複查，發現雙側胸水，約了下午超音波室的穿刺引流。

15：00，超音波室。醫生一邊跟我妻子聊著天，一邊幫她做局部麻醉。在背後兩根肋骨之間打了一個小孔，放置了引流管，接引流袋後回到病房，整個過程不到半小時。後面的兩三天放出了 500 ～ 600 毫升胸水，又觀察了兩天沒有胸水後就把胸腔引流管拔掉了。

有的腫瘤晚期病人和家屬非常恐懼進行胸水和腹水的穿刺引流，其實這只是一種創傷很小的外科介入手段。

2018 年 2 月 11 日（星期日） 膽管阻塞

膽腸吻合口的引流袋中出現了黃綠色的膽汁，膽管阻塞了。

人的消化液均有一定的腐蝕性，一旦漏到腹腔裡就可能對其他器官和吻合口造成不良影響。相對強腐蝕性的胃酸和胰液，膽汁還好一點。B 醫生看了之後說：「只要把引流做好，膽管阻塞是可以慢慢自癒的。」第二天查房，X 主任也說：「我們這麼大的手術跟闌尾炎手術還是不一樣的，就是可能有各種併發症出現。」我趕緊表示理解。

2018 年 2 月 13 日（星期二） 病理結果

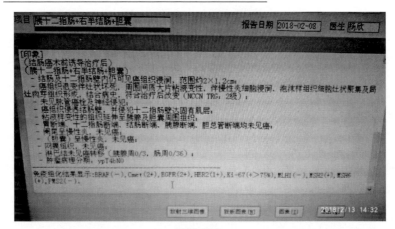

術後報告

術後病理結果出來了，標本中的所有斷端都是陰性，腫瘤組織裡僅檢測出少量腫瘤細胞，39 個淋巴結全部陰性。這說明術前的轉移性治療相當成功，也意味著術後復發轉移的機會比較小。

2018 年 2 月 15 日（星期四） 過年

大年三十，醫院裡門診已經停了，醫院門口的路邊停車也無人收費了。整個城市顯得空蕩蕩的，馬路上通暢無比。

隔壁床病人已經出院回家，也沒有新的病人安排進來。我帶兒子去醫院看了妻子，他在走廊上瘋跑了一陣，在病房裡看了會卡通之後對醫院印象很好。

兒子說：「這間醫院裡人好少啊！」

我說：「因為春節放假了，平時人很多的。有很多人陪家人從很遠的地方到這個醫院來看病。」

兒子說：「那他們都能治好嗎？」

我說：「有的能治好，也有的治不好，可能只多延續幾個月的生命。」

兒子說：「那治不好的還要跑這麼遠來治？」

我說：「他們都愛自己的親人，珍惜親人的生命，哪怕代價再大，也要盡自己最大努力。」他似懂非懂地點了點頭。

大年初一，早上 8 點多，X 主任依然來查房，妻子體溫已經恢復正常，4 根引流管撤去 2 根，膽管阻塞還沒改善。X 主任安慰說，一般一兩個月慢慢就好了。

2018 年 2 月 26 日（星期一）

妻子終於出院了，健保給付不少。

引流管附近的紗布還是很容易滲液，我買了一堆換藥工具，自己學著每天幫妻子的傷口消毒，換紗布，定期去醫院讓醫生看一下。

術後化療

2018 年 4 月底，膽管阻塞終於自己恢復，引流管拔除。

2018 年 ASCO[005] 有一項重要的 IDEA 研究顯示，III 期結腸癌，3 個月和 6 個月的輔助化療，病人的復發轉移機率幾乎一樣。根據這個研究結果，醫生決定為妻子進行 3 個月的輔助化療。

> IDEA (International Duuration Evaluation of Adjuvant Chemotherapy) 是一項前瞻性研究，它預先計劃納入 6 項 RCT 研究：SCOT、TOSCA、Alliance/SWOG 80702、IDEA France (GERCOR/PRODIGE)、ACHIEVE 和 HORG。其目的是研究對於 II／III 期結直腸癌病人，3 個月輔助 FOLFOX/CAPOX 方案化療的療效是否不亞於 6 個月的輔助化療。主要研究終點為無疾病生存（disease free survival，DFS）。

2018 年 5—7 月，妻子進行了 4 次 Capox+ 貝伐單抗的術後化療。

2018 年 8 月至今，妻子按時回診，未見腫瘤復發轉移；平時上班、帶小孩、健身，週末經常戶外爬山。

---

[005]　ASCO：American Society of Clinical Oncology，美國臨床腫瘤醫學會。

後記

以下是我的些許感悟：

▸ 晚期腫瘤治療是一個需要努力加運氣的事，腫瘤的基因表現不能太差，如果這次是一個 BRAF 基因突變驅動的腫瘤，術前化療恐怕很難取得這麼好的效果，是否能有于術機會也未可知。

▸ 求人不如求己，自己的病，要麼自己負責，要麼家裡有個細心的人來協助管理療程。如果病情複雜，即使在最好的醫院也會有被耽誤的可能。如何有效整合優質醫療資源，是對一個家庭認知能力、人力資源、經濟能力的綜合考量。即便花不了多少錢就能掛到頂級專業醫院的專家門診，但專家說的，自己能夠接受和消化多少，如何求證比對，如何貫徹執行，都要依靠病人和家屬自己的認知和執行能力。

▸ 腫瘤篩檢非常重要，尤其是有消化道、乳癌腫瘤家族史的朋友，40 歲以後一定要有主動去體檢的意識，同時最好買一份重大疾病險，早發現都好治。

▸ 發現腫瘤先透過充分檢查明確分期，不要著急馬上手術；對於分期較晚的，應進行多科看診，如果沒有條件就自己去掛各科的號來綜合考量。重大決策應該聽多家

醫院、多個醫生的意見來交叉驗證，病情嚴重且複雜的盡量去醫學中心等級的醫院就診。

▸ 要活在當下，治療過程中，過好每一天。不要查出癌症後就開始愁眉苦臉甚至過分憂鬱，多陪陪孩子和家人，多和朋友聯絡，也可以和病友開開玩笑、吐吐槽，一邊治療一邊發現和享受生活中的美好。能不能治癒取決於很多因素，謀事在人，成事在天；要面對現實，盡可能把屬於自己的每一天過得不留遺憾。

一路治療，作為一個腫瘤病人家屬，我也成長很多，讀了大量的國內外醫學論文，看了不少行業專家的報告和手術影片，對現代醫學體系有了一個大概的認識；結識了不少醫生和病友，尤其是很多年輕病人和家屬，他們透過自己不斷的學習，有效整合了各方醫療資源，正在進行或者完成自我拯救。

願依然在抗癌的病友們早日康復！

謹以此文支持我們的家人、同事、朋友和醫護人員們。

（本文作者：韓凱）

生活依然要
熱烈且盡致

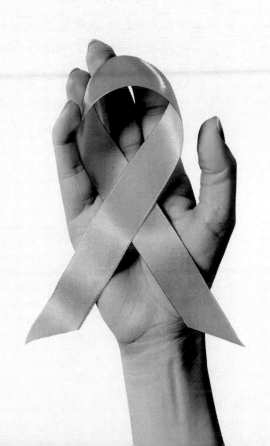

病發與確診

1. 病發前徵兆

2017 年底至 2018 年初，我身體開始出現諸多不適，先是感冒次數增多，而且程度較重，之前服用後立刻見效的幾種藥都不再管用，病情反覆；出差路上不到兩個小時的車程無法適應，一直處於暈車狀態，嘔吐不止；平時人容易感覺疲勞，上下樓梯氣喘、眩暈，階段性出現胃痛和腹痛，腹瀉次數增多。但因為之前我患有子宮腺肌症，長期貧血，後因為生活習慣和工作強度等，身體狀態也一直不太好，所以以上症狀並未引起我足夠重視並及時就醫，只自行服藥。直至 2018 年 2 月初，我腹痛難忍，持續數日，而且出現便血症狀（血呈紅色），開始覺得不對勁，於大年初五（2 月 22 日）半夜匆匆掛了急診。

2. 病發到確診

就診醫院在我老家那裡，急診醫生先幫我排除了痔瘡的可能，然後緊急做了彩色超音波，說是右下腹腸套疊（Intussusception）。我問這是什麼病症，醫生說腸套疊一般常見於小孩，但如果大人得了這病，基本不是什麼好事。醫生說得很隱晦，我沒反應過來。由於自己醫學常識很匱乏，我在網

路上搜尋了一番，了解到可能是息肉或腫瘤。我即刻被安排入院，住院值班醫生和護理師看我精神狀態很好，還寬慰我說應該不是什麼大問題，那會兒我沒有什麼情緒波動，不知道是過於無知還是心大。

　　之後我連夜做了腹腔顯影 CT 檢查，結果顯示「升結腸腸套疊（迴腸 - 結腸型），惡性腫瘤可能，腸繫膜處、升結腸內側繫膜多發淋巴結；盆腔右側結節，右側附加生理性囊腫可能；盆腔少量積液」。我當時並未看到報告結果，第二天上午主治醫生來找我和家人，說某醫院腫瘤專家剛好過來交流，他們會診討論到我的病情，比較緊急，決定下午就做手術，切除套疊部分，我和家人表示知情同意。那時候我的想法天真又簡單，不好的東西自然要切除，切除了也就好了。只是如今回頭再想，我覺得當時過於草率，個人建議如果病情不是那麼緊急，而且經濟條件允許，在醫院和醫生的選擇上一定要慎之又慎，這直接關乎治療的效果。具體我後面詳述。

　　當天下午（2 月 23 日）我在全麻下接受了「腹腔鏡探查＋姑息性右半結腸癌切除＋腹腔黏連鬆解術」。術後病理診斷：

1. （迴盲部）中 - 低分化腺癌，部分為黏液腺癌，並腸套疊，腫物隆起型，大小 3.7cm×2.4cm×1.4cm，浸潤至

漿膜層；部分淋巴結見癌轉移（迴腸旁 0/1，迴盲瓣旁 2/6，結腸旁 4/34）；大網膜見 1 枚癌結節；上、下切緣及環周切緣未見癌。

2. 慢性闌尾炎。

我在手術後的第七日被明確告知，迴盲部腺癌（pT4aN-2aM1 Ⅳ期 M：腹腔轉移），惡性程度很高。

3. 癌症晚期，我要如何面對

主治醫生並不會直接告訴病人診斷結果，大概都是怕病人難以承受，他查房的時候只告訴我手術很成功，恢復也很好，笑咪咪的很輕鬆。然後在病理結果出來之後他約談了我的家人，其實我自己心裡大概有數，不希望父母聽了傷心，只讓妹妹與醫生去談，並強調我必須知道結果。我的病，我的命，我得自己做主。妹妹很尊重我，將醫生告知的確診結果和惡性程度一一轉達，包括低於 5% 的 5 年存活率及 22 個月的中位存活期。

跟所有癌症晚期病人一樣，我的第一反應便是絕望。我才 35 歲，我之前的整個人生都在努力為未來添磚加瓦，現在，這一切突然就沒有了意義。然後我想到了死亡。死亡和太陽一樣不可直視，如今它盛氣凌人地站在我面前，即便我掉頭不去看它，但我知道它依然存在，並且步步逼近。之後

我也恐懼，「死亡本質上是孤單的，世上有多少自我，就有多少獨一無二的死。站在自己由生入死的出口上，那裡只有他獨自一人，別的瀕死者也都在各自的出口上，並不和他同在。」我想我不是恐懼死亡本身，我恐懼的是那種絕對的毀滅和孤單。

但我沒有哭，我想知道的是我還能做什麼，還能改變多少。這個時候，不再需要去質疑為什麼是我，因為，為什麼不能是我。

接下來我要求直接跟醫生對話，更明確了病情的惡性程度，也大概了解了後續會經歷的化療過程。我不再糾結於這個手術是不是過於草率，而是與妹妹商量後決定到更好的醫院諮詢求診。我需要更權威和專業的意見指導以及醫療幫助。

求醫過程

1. 明確方向

求醫過程的最開始，自是要明確方向 —— 去哪裡，找誰，要花多少錢。查閱了一些數據，選擇如下：

（1）選擇國內綜合實力強的醫院

由於腫瘤治療需要多專業團隊（multidiscip linary team，MDT）的參與，有必要選擇一家綜合實力強的醫院。（網路資料可查）

（2）主治醫生的選擇生死攸關

選擇了一個主治醫生就等於將自己的生命與信任都託付於他，他的專業知識技能與綜合能力相當程度上決定了你的治療結果。

因此，選擇一家好醫院，再選擇一個好醫生，當這兩者兼備時，獲得最佳治療方案的可能性會更大。

2. 求醫過程

再來說說我自己的求醫過程。我工作、生活皆在老家所在的縣市，這裡醫療資源和北部市區相比仍稍嫌遜色，但出於各種原因，我的第一步還是選擇先老家縣市內的幾間醫院諮詢。

（1）多方求診，交叉求證

2018 年 3 月初，我先找了 A 醫院的結直腸外科專家 C 主任，他的建議是，腹腔移植性轉移惡性程度高，很容易轉移到各個臟器，卵巢首當其衝，而全身化療對我的效果並不

顯著。他推薦的是某外縣市大學附屬腫瘤醫院，他說這家醫院有腹腔溫熱化療的研發團隊，並直接給了我該院院長的電話，讓我自己聯絡。

那之後我又跑了另外幾家醫院，皆是當地有口碑的醫院，他們的腫瘤內科主任給的建議均是按《NCCN 指南》裡的方案在當地化療即可，並無必要到外縣市就診，因為腹腔溫熱化療的效果並未得到公認。在《NCCN 指南》（最新版）中對腹腔轉移描述如下：大約 17% 的病人出現結直腸癌腹腔轉移，2% 的病人只有腹膜轉移，此種病人無惡化存活期（progression-free survival，PFS）以及存活期（overall survival，OS）通常短於無腹腔轉移的病人。治療目的多為姑息。指南中警告，使用結直腸支架的病人接受貝伐單抗治療會增加穿孔風險。已有研究顯示細胞減滅術和周術期（Perioperative Medicine）腹腔溫熱化療化療（hyperthermic intraperitoneal chemoperfusion，HIPEC）治療腹腔轉移，治療相關併發症高，死亡率達 8%，似乎長期生存也沒有改善，目前普遍認為採用細胞減滅術結合 HIPEC 治療瀰漫性腹腔轉移只適合用於臨床試驗，需要更多試驗來證實這種治療手段。

我認真查閱了關於腹腔溫熱化療的抗腫瘤機制以及可能產生的各種副作用，權衡再三，最終還是決定去外縣市。這裡感嘆一句，「大醫精誠」這話不假，越是醫術高超的專家

待我們這種普通病人越是細緻溫和，建議也專業嚴謹；C 主任當時問診的過程其實十分簡短，做了檢查之後又看了我的病歷資料，然後語氣溫和地問我有什麼想問的，並告訴我，應該按什麼邏輯來治療，內容通俗易懂，語氣平和堅定，莫名讓我覺得信任無比。我問：「那我從外地回來後還能找您嗎？」他說：「當然，做了溫熱化療你再回來。」我當下突然覺得心安，也因此找到了方向。

（2）確定方向，異地求醫

2018 年 3 月底，我在聯絡了某大學附屬醫院的院長並得到同意後趕赴外縣市。到達目的地後我依舊忐忑不安，猶豫著是否要先到另間醫院掛個腫瘤名醫的號，畢竟名氣很大，但專家門診還得等些時日，因此我先四處打聽。我到大學附屬醫院的一般外科候診區找了幾位病人和家屬詢問。他們大多是當地人，其中一位家屬告訴我，他們當地人都更相信這家醫院，只有外地人才去另間名氣很大的醫院；另一位剛剛接受了 8 小時大手術的病人的妻子也跟我說，他們先去了另一間，掛了我原先想掛的腫瘤名醫，名醫讓他們先做檢查，之後回診又追加了幾項檢查；第三次看診，名醫讓他們來這裡看病。在那邊花費不少時間和費用做檢查，最後在這裡動手術。聽完這些我也放心了，找了之前聯絡的醫生辦理住院，正式開始我的術後治療。

治療過程

我的治療過程截至目前分為 3 個階段，體腔化療（腹腔溫熱化療）、靜脈化療、口服化療，分別做了 4 次、8 期和 10 期，具體方案和效果如下。

1. 體腔化療週期

我於 2018 年 3 月就診於某大學附屬醫院，做完相關檢查，CT 檢查顯示左側盆腔腫物，轉移瘤與卵巢囊腺瘤待鑑別。有手術＋溫熱化療適應症，排除相關禁忌，於 3 月 29 日在全麻下接受了「腹腔鏡探查＋左側附加物切除＋腸黏連鬆解＋盆壁腫瘤切除活檢＋腹腔置管後溫熱化療」。術中灌注用藥為奧沙利鉑。術後每隔兩日做第 2、3、4 次腹腔溫熱化療，灌注用藥分別為：雷替曲塞（Raltitrexed）、愛萊諾迪肯、洛巴鉑（Lobaplatin）。

對於溫熱化療效果，醫生告訴我過程順利，效果很好，只是前後並沒有提供對比數據和可見影像，而且最後拔管的時候管子與腸子沾黏，所以我對其效果暫持保留意見。再說說灌注的感受，每次 4,500 毫升的灌注液在腹腔內沖刷，腹部被撐到極致，我生怕傷口因此脹裂；插入體腔內的數十公分的軟管會頂著各種臟器，我經常疼得抽搐。加之好幾種不同劑量的化療藥輪番灌注，副作用齊發，天天發燒天天吐，

吐的時候腰腹用力，扯著傷口和腸子，腸子黏著管子，管子再牽著傷口，非常疼痛。另外，腹瀉的時候要隨身拎著 4 袋連接腹腔導管引流血水的袋子，動一回傷口扯一回，每天七八次吧，痛得我齜牙咧嘴且毫無尊嚴。整整兩週，我進了 4 次手術室，我最愛手術臺上麻醉的瞬間，幸福得飄飄欲仙，沒有知覺是如此美妙。

除了治療過程的痛楚外，還有異地求醫的難處。人生地不熟，生活不便，家人找小旅館，熟悉周邊環境，張羅燉湯煎藥，採買各類用品，錢還得精打細算……真的是病人受苦、家人受累。這個過程心力交瘁，如果再碰上某些人敷衍了事，很容易影響病人及家屬的情緒。在此也建議大家異地求醫要提前做好規劃。

這次術後病理顯示：①（左附加物）惡性腫瘤；②（左盆壁結節）纖維組織中見腺癌浸潤。距離第一次手術僅一個月，如 C 主任所講，已經轉移到卵巢。

2. 靜脈化療週期

從廣醫腫瘤出院之後我休養了半月，便遵照醫生不能拖延太久的囑咐返回，開始做靜脈化療。此間，我做了基因檢測，報告結果為：KRAS 突變，NRAS、BRAF 野生型，EGFR、HER2 未見變異，PIK3CA 未見變異，MMR：良性。

2018 年 4 月底，我轉診到別間醫院，以「迴盲部腺癌

（pT4aN2aM1 Ⅳ期 M：左卵巢、腹壁、盆壁轉移）」的診斷被收治入院，有晚期腫瘤一線化療適應症，主任醫生建議用癌思停標靶治療聯合 FOLFIRI 方案進行化療，這與上一間醫院的腫瘤專家建議一致，我表示知情並同意。

2018 年 4 月 27 日—2018 年 6 月 14 日，「癌思停＋FOLFIRI 方案」化療第 1 ～ 4 週期（癌思停＋愛萊諾迪肯＋亞葉酸鈣｜5-Fu），化療後出現Ⅱ度骨髓抑制，採用升白血球治療後好轉。第 3 週期起下調氟尿嘧啶劑量。3 週期後複查顯示：未發現新發病灶，右側附加區病灶較前減小，靶病灶縮小 34％，綜合評估 PR。第 4 週期化療後出現Ⅱ度白血球減少，採用升白血球治療後好轉，第 5 週期起下調愛萊諾迪肯劑量。

2018 年 6 月 29 日—2018 年 8 月 23 日，行「癌思停＋FOLFIRI 方案」化療第 5 ～ 8 週期（癌思停＋愛萊諾迪肯＋亞葉酸鈣＋ 5-Fu，劑量有調整）。7 週期後複查影像學檢查顯示：病灶較前相仿，評估 SD（Stable Disease，即病情穩定）。

在 8 個週期的靜脈化療過程中，我出現了許多不良反應和副作用，腹瀉、腹痛、腹脹、心悸、噁心、嘔吐、發燒、失眠等，另有骨髓抑制，白血球和嗜中性球計數低得慘不忍睹，需要經常打升白針劑，每隔幾天查一次血常規，針眼遍布；然後因愛萊諾迪肯導致脫髮，因 5-Fu 四肢末端和臉部色

素沉澱、發黑、脫皮，全身或局部性搔癢等，真的很辛苦。因此在腫瘤病灶暫時穩定的情況下，我向醫生請求，是否可轉為強度較低的治療，醫生同意之後，我便開始進入第 3 週期，口服化療。

這裡強調一下，如果經濟允許，內置化療導管選擇人工血管要優於 PICC，完全不影響日常生活，照護也輕鬆方便許多；再有就是複查時，核磁共振與顯影 CT 檢查之間，如果經濟允許，優先選擇核磁共振（當然也看具體部位）。核磁共振完全不用擔心輻射問題，只是做顯影時，顯影劑裡的釓含量一度讓我害怕釓中毒。當然，輻射的危害是需要一定量的累積，還存在一定機率，而在影像學檢查中，醫療輻射量通常遠低於一定能產生危害的量。簡單點說，如果一個病人確實因病情需要（正當化原則），接受多少醫療輻射都不算多；但如果沒有必要，就盡量不接觸。

3. 口服化療週期

病情穩定之後，我於 2018 年 9 月 17 日至 2019 年 6 月 15 日使用「癌思停＋卡培他濱」維持化療 10 週期（癌思停＋卡培他濱）。3 週期後複查顯示腹部情況較前相仿，肺部新增結節，暫時觀察。6 週期後影像學評估為 SD，8 週期後複查顯示肺部結節較前稍增大。10 週期後複查顯示右側附加物異常訊號灶較前增大。經院內各科會診，接下來會先進行

PET-CT 檢查，評估右側附加物切除可能，之後再選用較強治療方案，應該會恢復「癌思停＋FOLFIRI 方案」。

　　口服化療期間，我的生活自由許多，每 3 周到 1 個月回醫院打標靶藥，其餘時間自行服用卡培他濱，依舊有不良反應，但耐受情況好很多。有人告訴我，如果能長期使用這個方案，已是最好的結果。只可惜，10 個週期之後，我還是耐藥了。

4. 化療效果

　　如上所述，我在經過了 18 個週期的化療之後，依舊出現了右側附加物異常訊號灶增大，肺部結節增大（尚未確診轉移）。那麼有人會問，化療有用嗎？我覺得是有用的。以中位存活期 22 個月來說，我已經過了 17 個月的無惡化存活期，而且我的肝還是乾淨的，醫生說這樣的效果對我這種惡性程度高的病人來說其實已經很好，更何況目前我體能狀態還算好。

　　其實在確診的最初，我和醫生一起商討化療方案的時候，我便已經知道，因為腹腔種植性轉移的惡性程度，我剩下的日子將永遠無法擺脫化療，在有藥可用的情況下，我要無休止地化療，直至耐藥，換藥再化療，終點是死亡。這樣的治療其實沒有勝利可言，主治醫生講得十分清楚明白，於我而言，化療的意義不在於治癒，甚至不一定能延長多少時

間，但可以控制住腫瘤，要盡可能長地在存活期內維持 80%
的生活品質，而後在急遽下降的終末期，能快些離開，少受
些罪。曲線如圖 1 所示，達不到最佳，也盡量向最佳靠攏。
所以說，這場仗不是為了贏，只是不想輸得太狼狽。就像里
爾克（Rainer Rilke）說的：「有何勝利可言，撐住意味著一
切。」

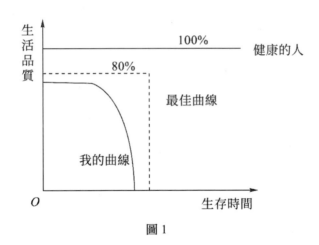

圖 1

關於化療的那些事

因為不得不面對死亡，所以才會更冷靜地勘察人生的邊
界，看到全景和限度。只是，應該在有限的時間裡到達那個
邊界，還是更好地接受治療以時間換空間，這兩者略有爭執

和衝突：一方面溫熱化療時的痛苦讓我恍惚和麻木，我的身心都沒辦法興致勃發地投入到任何事情中，只會發呆，浪費著對我而言最稀有的時間資源；另一方面我又希望這個邊界和限度能再廣闊些，我還有很多事情要做，包括我的愛情與夢想，當然，這需要我不停地治療，因為癌細胞擴散的速度著實驚人。總歸，它們是矛盾的，我自己也一直在想，到底要不要化療。自己跟自己拔河。

1. 癌症晚期化療是否有意義

(1) 選擇化療的決策過程

　　癌症晚期究竟要不要選擇化療，利弊眾說紛紜，要不要看中醫，也是各有各的理。如何治療像一道道選擇題，我一直在選，甚至不知道對錯，但顯然一步錯會步步錯，代價是生命。我曾經見到和我有一樣病症的老太太，最後的日子在病床上插滿無數管子，日夜哀號，痛了兩三個月後悽慘離世；我還看過一位病友的日記，他說真的不怕死，可也真受不了那種痛苦。這便是我內心最深層次的恐懼，即便總有人說我堅強、積極、樂觀，但毫不諱言，我十分害怕，怕終末期那沒有任何尊嚴的痛苦折磨。因此我不願意不做任何抵抗地放棄，我的那條曲線，我要自己畫，畫得再好看些。那麼，擺在我面前的選擇只有幾個（表1）。

表 1 治療選擇

序號	選項	利	弊	結論
1	聽之任之放棄治療	經濟成本低	腫瘤失控，過程惶惶不可終日，終末期時有可能悔恨自己的不作為	X
2	中醫治療	副作用較小	消滅和抑制腫瘤效果較現代醫學差，而且缺乏科學根據	X
3	民間偏方宗教信仰	或有心靈寄託	容易陷入空想，且偏方缺乏科學根據，或對身體有害，也容易遭遇詐騙	X
4	化療＋標靶治療	消滅和抑制腫瘤效果好，有臨床成果可見	經濟成本高，不良反應和副作用大，或對腫瘤刺激更大	√

　　如此簡單對比，結果一目了然，我不願消極放棄，對中醫的認知則傾向於它的扶正固本的調理功效，至於靠著民間偏方某某中草藥活了十幾年的個案，我並不否定，但畢竟病症不同、個體差異太大，而且幸運是絕對無法複製的，也可不論；宗教信仰不做討論，見仁見智吧。綜上，我認為選擇化療＋標靶治療是最合理且恰當的。至於副作用，兩害相權取其輕。

（2）化療一旦開始，可時時觀察並印證，但勿輕棄

　　化療也的確是有用處的。還未開始治療時，癌細胞十分勤勉地繁殖播散，不到半月便轉移到了卵巢，可以想見如果聽之任之，它們很快就能成群結隊地侵蝕掉我所有的臟器，滿腹硬邦邦的癌腫塊，腹水，阻塞，衰竭，死亡。接受化療 3 個週期後，核磁共振複查顯示：未發現新發病灶，右側附加區病灶較前減小，標靶病灶縮小 34％，綜合評估 PR。腫瘤得到控制，這讓我有了些信心，至少受的那些苦沒有白費。

　　但是，不可否認，化療實在是太違背直覺的一件事，錢大把大把地交，藥一瓶瓶地往身體裡灌，你清晰地感受到身體極度疲憊、虛弱與諸多不適，像是生命力在流逝，而不像在治療，而且耐藥之後前功盡棄。那麼，如果你不相信自己的選擇，這種違和感會越來越強烈，直至放棄治療。同時，在這個過程中還是不斷有人會「好言相勸」，說癌症晚期的化療是沒有任何意義的，只是徒增痛苦，還跟我比喻說樹上長了木耳，不想讓它再長，怎麼辦？掰下來，它還長新的；撒藥，以後還會長，並且長得更猛。他們想讓我更容易理解腫瘤，讓我理解現代科學的循證和醫學的邊界。我都知道，也不否認，我知道等我死亡的那天癌細胞或許仍然頑強，但至少這過程中它不那麼猖獗，我能更好地與它共存，去完成

我未盡的人生。總歸，做好了選擇，就要相信選擇，相信醫生，也相信自己，可以時時去調整或印證一些效果，但不要輕易放棄化療，那會導致癌細胞瘋狂地報復性成長，後果不堪設想。

2. 化療期間的身心所感

化療的過程中，除了那些不同的聲音和建議，檢查報告也總叫人心亂且沮喪，再加上周身不適以及經濟壓力，所以我也疑惑也掙扎，即便一心堅持，但真的好苦。

（1）生理壓力

前面我說過，3 種化療方式我都體驗過，不良反應和副作用確實令人辛苦，個人覺得，體腔化療當屬化療界的大魔王，以至於這之後的靜脈和口服化療，在我看來一個比一個溫柔。可能忽略一種痛苦最好的方式就是出現一種更為殘忍的痛苦，一旦體會過後者，便覺得前者對你尚留有餘地，算不得什麼。

（2）心理壓力

一年多以來，我在醫院碰見過化療最久的病友，化療近80 次，無法痊癒；年紀最大的病友，78 歲，化療 46 次，也無法痊癒；抗癌時間最長的病友，17 年吧，但多次復發和轉

移，化療過 3 個大週期，30 多次，頭髮掉光了 3 回，目前也尚未完成療程。我的惡性程度比他們的還高些，甚至連中醫醫生都要求我不該停止化療，至於要化療多久，看我能活多久吧。又或者說，在不耐藥且不斷有新藥適用的前提下，我化療多久，便能活多久吧。於我而言，比起化療本身，這種沒有期限、沒有邊界的心理壓力，才算得上是真正的痛苦。

（3）經濟壓力

大家是否看過電影《我不是藥神》，裡面那位阿婆說：「我吃了 3 年正版藥，房子吃沒了，家也吃垮了，我不想死，我想活著。」這話我多少明白一些，我為了治病，退了一套新房，掛售了一套舊房。我不曉得還要花多少錢，我的底線便是，絕不負債，家人得有房子住，父母親養老得有保障，留夠這些，能治且治。我父親沒有退休金，母親一個月退休金也不多。醫生既然清楚明白地告訴我存活中位數是 22 個月，那麼我的底線更加清晰，能治且治，能省則省。生命本就是有價的，而且每個人價碼不一，我不願意花太多，也花不起太多。

因此在經濟能力允許的範圍內以及身體耐受尚可的情況下，我會繼續化療，只是會根據自身感受適當延長化療的間隔期，無論身心，有節奏地放鬆些，才能更有彈性。

3. 如何讓自己在化療期更為舒適

(1) 生理上的減輕與緩解

　　化療很苦，但並非不可耐受，所有的不良反應醫生也都有辦法對症緩解或消除，如腹瀉、腹痛、腹脹、心悸、噁心、嘔吐、發燒、失眠等，還有骨髓抑制和肝腎功能損害，有的醫生會對症開出止瀉、止吐、止痛及保肝、保胃等藥物，如此每天一般需吞服幾十顆藥片。真的是吃藥吃到飽，喝水喝到吐。但有的醫生則認為如果不良反應尚可耐受的話，其他藥不吃為好，畢竟是藥三分毒，避免肝臟損害雪上加霜。化療一年多，我吃藥吃到有些吞嚥障礙，身心都排斥，所以現在在可耐受的情況下我只吃輔酶 Q10 和硒片，其他輔助藥物全部不碰。口服化療藥（卡培他濱）時，餐後半小時服用，用溫水吞服，服藥後盡量繼續飲用溫開水 200 毫升，以稀釋藥物，促進藥物盡快透過胃部到達腸道，減輕消化道反應。另外還有手足症候群（卡培他濱副作用）、黑色素沉澱等，做到盡量防曬，避免日光直接照射；抹護手霜，保持皮膚溼潤，塗抹含綿羊油的乳霜可減輕手足皮膚脫屑、潰瘍或疼痛；避免手足強烈摩擦，避免劇烈運動及做用力捆綁的動作、提重物和穿太緊的鞋襪等。當然，適量的運動是必要的。

　　飲食上，西醫告訴我並不需要忌口，中醫卻詳列了一堆不能吃的「發物」。聽誰的？建議最好到醫院營養科諮詢。

營養科醫生會先幫你開具分餐食譜表，再根據你的具體病症做仔細叮囑，合理避忌。

1. 基礎營養方面，建議日常合理安排魚類、豆類、奶類、蛋類、綠色蔬果、堅果、粗糧等食物，具體可以自己選喜歡吃的，但要注意烹飪的時候要煮久一點，讓食物更加軟爛，容易進食和消化。

2. 減輕化療副作用方面，包含減輕化療藥物的毒性作用以及增強病人的免疫力。具體的營養素有微量元素硒、β 胡蘿蔔素、維生素 E、維生素 A 等。其中元素硒能減輕化療藥物的毒性，再結合維生素 E 和 β 胡蘿蔔素，能全面地啟用人體中的免疫功能，對化療病人而言有雙重作用，具體的作用原理可自己查醫學文獻。這 3 種營養素，建議化療病人藥補為主，食補為輔；一個是發揮作用快，一個是勝在長期調理，兩者搭配更為全面。

3. 一定要忌口的包括菸酒、發酵製品、炭烤食物、煙燻和醃製食物、油炸食物等。此外，甜食也請一定少吃，當然，心情不好的時候除外。

　　至於疼痛管理，需科學規範，醫生的建議是無需忍痛，嚴格按照疼痛等級服藥；失眠也是，保障睡眠是身心順暢的基本前提，助眠藥物也無需考慮副作用等。化療期間，以盡量減少不適感、提升生活品質為主。

（2）心理上的轉移與排解

　　首先，要接受事實。生理上的不適必定造成心理上的抗拒，可是事實就是事實，既然生病了，得了癌症，選擇了化療，自然需要承受。化療將是我目前乃至以後整個生命的一部分，好好地和它們共處。要知道許多事都得有代價，更何況是抗癌。就如前面所講的那個曲線，曲線下降得厲害之前，認真地生活，感受、陪伴、體驗；在曲線的最末端，為自己的努力感到釋然，不後悔，平靜，體面。

　　其次，需要有事做。如果病情很重，靜養自是應當，但不要整日躺在床上。我知道會難受、辛苦，可如果一直把注意力放在那些感受上，只會無限放大痛苦，然後惡性循環。建議如下：

1. 體力上允許的話，較輕鬆的工作可以繼續，尤其是當工作讓你有歸屬感、成就感的話，對病情或有幫助，但要保證休息時間。

2. 如果不再工作，應適當發展一些興趣愛好。我是一名大學教師，講課時需久站且說話十分耗費力氣，所以確診後便一直處於休假狀態，但我每日都會畫畫、看書、練字、煮飯、擺弄盆栽，再做些手工藝品，生活比較充實，心態和情緒都能保持相對愉悅。

3. 適當運動。戶外散步是個好的選擇，對身心皆有益，對腸癌病人很有幫助，所以請將它加入每日必做事項。

再者，要有自己的思路和規畫。即便我們已經那麼辛苦在化療了，但並不代表努力就一定有收穫，它依舊可能轉移，也會耐藥，我們在定期複查的過程中，經常要接受那些黑白影像裡的殘忍現實，所以你是沮喪放棄，還是堅持到底，需要有個完整的思路；還有這條路一直往下，經濟方面怎麼保障，沒藥可用的時候又怎麼選擇，以及面臨最痛苦的終末期，我們又該如何面對等。想得太多可能帶來恐懼，但理性考量的話還是要有一定的規劃，若是沒了一些負擔，心理狀態也會開闊些。

　最後，永遠記住自己是在生活，而不是生存。建議如下：

1. 保持基本社交，和朋友吃飯聊人、打牌玩耍，怎麼高興就怎麼去玩，旅遊、度假皆可，只要時間和身體允許的話。

2. 請注重自己的外表，不要覺得病人就不需要打扮，頭髮掉光了就買各式各樣的帽子，色素沉澱了大不了加個粉底或戴個口罩，不要自我厭棄，自信一些，勇敢和堅強是我們最閃耀的光芒。

3. 多看些有益的書，能讓心靈得到慰藉的，物理的、哲學的，想看宗教方面的也可以，當你了解宇宙的浩瀚或者是時間的本質，以及對死亡有了更深入的思考，你或許會有更新的體悟，然後變得輕鬆。

4. 適當做些文字紀錄，包括治療過程、所思所想等，一來
文字可以宣洩排解情緒，二來可以與人交流，三是可以
自我印證，我們要學會自己安慰自己。

前些日子正好在看夏目漱石的《旅宿》，他說：「完全
忘卻了實體的我，純客觀地著眼的時候，我方始變成畫中人
物。」也就是說，如果把自己抽離了正在承受的苦難，不見
那主觀的快樂與痛苦，那麼，可以入詩，入畫。所以，即便
我們是不幸的，但至少是特別的，生活就是體驗，我們只是
比旁人體驗得更多些。

其他一些看法

最後，我想對幾個開放性問題談談自己的想法，不做爭
論，只是自己的看法。

1. 關於安樂死與安寧緩和醫療

有些朋友關心我是否過度治療，以及最後的尊嚴與體面
問題。人生最無奈的事，是無法選擇生，也無法選擇死。安
樂死的確涉及倫理和道德，但以別人的痛苦為代價去追求一
種道德感，這是有悖常理的。生而為人，若被賦予「安樂
死」的權利，不必抱歉。我的態度大抵如此。瑞士可以為外

國人實施安樂死的機構叫 Dignitas（尊嚴），宗旨便是「活得有尊嚴，死得有尊嚴」，它的入會費和一些基本流程我大致了解，以備最後的時刻所需。至於安寧緩和醫療，世界衛生組織提出的「緩和醫療」原則有三：重視生命並承認死亡是一種正常過程；既不加速，也不延後死亡；提供解除臨終痛苦和不適的辦法。緩和醫療既不讓末期病人等死，也不建議他們在追求「治癒」和「好轉」的虛假希望中苦苦掙扎，更不容許他們假「安樂」之名自殺，而是要在最小傷害和最大尊重的前提下讓他們的最後時日盡量舒適、寧靜和有尊嚴。我十分贊成且也是按這樣的思路在走，我與醫院的 N 教授線上交談了 45 分鐘，關於這部分，我們的最終意見一致：治療要有彈性，想做的事情不要被治療耽誤，盡力，隨心。

2. 到底什麼是堅強和樂觀

和我一樣的病患相信總會聽到家人和朋友的安慰，「你一定會好的」、「不要害怕，現在醫學發展這麼發達，癌症馬上就會被攻克了」諸如此類，滔滔不絕。我並不喜歡聽，也並不相信，不是悲觀消極，而是更理性看待。脆弱並不是壞事，它是情緒宣洩的出口，可以袒露，畢竟尊貴的死神總是不時造訪，來敲敲你的門，告訴你一些不好的消息，雖然不用太害怕它，但也沒有立場去無視它，因為不切實際的樂觀往往下一秒就是排山倒海般的絕望。

我們更不需要故作勇敢，懷著虛妄的信念，認為可以克服或者戰勝癌症。這裡僅指與我一樣處於晚期且惡性程度很高的癌症。有一個卡普蘭 - 邁耶曲線（Kaplan-Meier Method，又稱生存曲線），是衡量癌症病人存活時間和病情進展的存活率曲線，我想，醫生不可能跟任何一個病人準確地說到底位於曲線的什麼位置。當然我自己也不知道。死亡的那天也許比我猜想的要晚，但肯定比我希望的早。我們必然面臨死亡，只是這個最後期限，它躲在暗處窺視著我們，模糊不清。如果你清楚知道自己的死亡日期，那麼你會怎麼做？有部電影叫《死期大公開》（Le tout nouveau testament），上帝的小女兒以雅為了報復父親，用電腦將每個人的死亡時間全部發送出去，或在一個月以後，或在 39 年之後，甚至是幾秒之後。明確地知道了自己的死亡日期，世界一切的法則都被推翻，每個人的選擇都不一樣，更多的人看清了生命的意義。所以，是不是死亡恐懼讓我們焦慮？死亡是上帝用來箝制人性自由的終極措施？還是說，正因為死亡的未知才使生命更顯出它的神祕、豐富與慷慨，讓你活在當下。記得看看天有多藍，鳥兒有多歡快，看日出日落，看繁星點點，看人們臉上喜悅的笑容，看生活起伏跌宕，你得抓緊時間好好感知一切，然後做點什麼，才不辜負來這世界一遭。以終為始，向死而生，何嘗不是最大的勇敢，也是最理性的樂觀。

因此，面對絕症的方法，不是普通意義上的堅強與樂觀，還應有深愛——袒露自己的脆弱，滿懷善良、慷慨與感恩。

3. 與外界和病友的交流要能自我掌握

現在有許多的病友群組，大家互相交流消息，分享一些醫療資源，一起鼓勵和安慰，這都是很好的事情，但並非每個人都那麼正面且積極，而負能量又是容易被傳遞且瀰漫的，所以在與病友的交流過程中，如果遇到過於悲觀厭世的，不要急著安慰，你未必能幫得了他（她），聊得多了有可能反受其害。

另有許多關心你的人，家人、親戚、朋友、同事，甚至只是網友，他們或心疼或同情或難過，他們都很想幫你，積極打聽，他們總是不約而同地說，他（她）認識的某某某也是癌症但是怎麼治好了，活了多少年，嘗試了什麼偏方和保健品等等。這個時候你會有來自四面八方紛繁複雜的治療消息，聽還是不聽？信還不是不信？你可以感謝大家的好意，但請記得以科學原則篩選，不要抱著死馬當活馬醫的心態胡亂嘗試，先不說它是否有害，即便是有益，與你現在的正規治療是否有衝突，是否可以並行，都得先理清。我不否認那些所謂奇蹟，沒有化療靠著某某草藥就活了十幾年。但是癌症的個體差異很大，即便同一病症，同一方案，最終的效果

也未必一致。幸運真的是無法複製的，所以請理智地慎選。

再者，我之前說了可以記錄一些自己的感受，寫出來，一是排解，二是記錄，三是印證，若覺得有必要，可以在網路平臺上發表，或也能為需要的人提供參考。我自己便是在網誌上偶有更新，絕大部分網友表示關心和祝福，一些醫生朋友還為我提供了很強大的支持與幫助，如幫我諮詢國外診療，幫我了解最新的臨床試驗，甚至在自己醫院內為我組織跨學科會診，我十分感激，一直銘記。但也有少數人硬要與你爭論，這個過程其實蠻好，你會一直聽到不同的聲音，兼聽則明嘛。如果有道理，我們發現之前錯了，也能更好地自我調整。但同時，你一定要有更強大的自制力，科學求證，不要輕易動搖，比如沒完沒了的中西醫之爭等。還是那句話，化療一旦開始，切勿輕棄，有些選擇，做了就要相信自己。

4. 作為家屬應該怎麼做

第一，非常強烈地建議，請直系家屬一定在病人確診之後，早些進行腫瘤篩檢，並購買重大疾病險，萬萬耽誤不得。你們健康了，病人也更安心，他（她）的照護也才更有保障。

第二，如果病人很年輕，或者從來都是自主意識很強且具有理性思考能力的，請不要對他（她）隱瞞病情，他

（她）的人生他（她）有權利自己做主，你們要做的是與他（她）攜手共渡難關，而不是替他（她）決定。當然，如果是心理承受能力較低且老年的病患，具體情況具體分析吧。

第三，在經濟問題上達成共識。有這麼一條曲線，表明富裕程度和癌症死亡率的關係，曲線呈現 U 形，最窮困和最富裕的群體，癌症死亡率會更高，窮的自然是因為治不起，人過富有的則是因為過度治療。別心疼錢，如果人救回來了，值得；如果沒有治癒可能，也需要理性對待。總之作為家人，經濟問題上態度還是要明確的，一定要達成共識。

第四，要做療程管理。如果病人本身認知能力、教育程度或身體情況不允許，一定要有位家屬來協助療程管理。之前所講的求醫過程、異地問診、化療方案選擇等，都需要交叉求證。即便找了最頂級的專家，短短的問診時間內如果沒有一定的病情認知和基本常識，很難理解並執行專家的建議，更別說深入了解。有了更好的療程管理，遇到問題才能合理質疑，避免在治療過程中出現差錯或「走彎路」。

第五，有效鼓勵與交流。病人的情緒一定會有起伏，要適當地根據各種情況進行有效交流，不要永遠都是一句「加油！你會好的，一定會沒事的」「你不能放棄」等等。聽得多了病人只會懷疑、厭惡、反感，甚至埋怨你們在無法感同身受的情況下說風涼話。個人建議，不一定每次都要說些什

麼，可以安靜陪伴，一起發呆，一起休閒，一起玩樂，一起
去做公益，說些好笑好玩的事情都可以。

　　第六，家屬要比病人更勇敢。某紀錄片第二季裡胃癌晚
期的丈夫對妻子說：「時間怎麼過得這麼慢。」妻子說：「慢
了才好啊，我們可以多點時間在一起。」丈夫說：「快了好，
快一點我才能陪你 40 年。」妻子哭了，說：「好，那從明天
開始就讓時間快一點。」她在他病床前唱歌，「在漫天風沙裡
望著你遠去，我竟悲傷得不能自已，多盼能送君千里，直到
山窮水盡，一生和你相依……」只是，丈夫還是走了。看到
這些我淚流不止，說實話，我不止一次地設想過當我的病況
發展到終末期，臟器衰竭的臨終一刻，父母和妹妹會如何，
我無法準確描述那個畫面，但卻能清晰且深刻地感知那種悲
傷。片中有一句話，「生存不是目的，生活才是，可是你看，
生活有多殘忍；因此我們只能這樣想，幸福不是那周而復始
的星辰之夜和光輝之晝，而是為最重要的人在滂沱大雨中撐
起一把傘。」對於死亡，我們無法拒絕，無法選擇，無法一
起穿越，但希望活著的人，能繼續尋找那沉沒在悲哀的河流
底下微微閃耀著的沙金一樣的東西，即使再細碎微小，但終
將光明。這也是我想對愛我的人說的話，感謝你們在暴風雪
中的守護與陪伴；如果我的努力最終沒有結果，那麼就請你
們繼續努力，暴風雪過後，終將光明。

5. 關於新聞裡經常出現的新治療方法

　　但凡有一些關於抗癌的新聞，什麼新藥問世、奇蹟治癒等，我總會不斷收到親友們的轉發。說實話作為病人我是不喜歡的，我明白大家的好意，但許多新聞報導故意誇大，或者靠標題吸引流量，並沒有太大參考價值。比如網路上曾熱議美國男子服用「狗藥」（寵物驅蟲藥）治癒了晚期癌症，但事實上他還同時參加了吉舒達的臨床試驗，不能確定讓病人獲益的到底是「狗藥」還是吉舒達。「狗藥」中的活性成分芬苯達唑（Fenbendazole）確實具有一定的抗癌潛力，但只有體外和動物實驗，不足以證明其真實的臨床療效。不過，我身邊已經有病友在嘗試了，我不阻止，我也明白他們的求生欲望，只是並不建議。類似的還有更早的瘧原蟲療法和廣譜藥等，有的尚未形成成果，有的適用性極其狹窄，但這些的確是好消息；作為病人我們感恩這樣的科學研究創新，也相信或許時間真能夠換來空間。但我個人認為治療不必太過激進，不要什麼都胡亂嘗試。以我為例，我目前處於一線治療，失敗後會有二、三線治療，再失敗之後會有CAR-T免疫的臨床試驗可以入組，雖然安全性並不能保證，那樣的破釜沉舟或許涅槃重生，或許終結，都很好。這是我在幾家大醫院詢問專家，查閱了一些資料，並結合主治醫生和我的幾次深入談話之後敲定的方案和步驟，我相信她。

因此，關於治療，我個人建議循序漸進，選擇正規的治療
流程。

6. 給所有年輕人的建議

　　很多人說罹癌就像中樂透，具體原因或許連醫生都無法
明確告知。確診以來，我閱讀了一些資料，也和醫生有了多
次交流，回想了自己的生活習慣，有些原因是可以肯定的，
第一名的應該是基因，二是許多不好的生活習慣 [《NCCN
指南》中指出的包括吸菸、紅肉和加工肉類的食用、飲酒、
糖尿病、體力活動少、代謝症候群、肥胖或身體質量指數
（body mass index，BMI）過高]；三是一些外界因素，如環
境汙染、化學物質濫用等，當然，心理因素也是誘因，綜合
以上吧。即便現在癌症越來越常見且日趨年輕化，但也不必
過於憂心，保持良好的生活習慣十分重要，網路上有些好玩
的笑話，說是年輕的時候熬最任性的夜，生病了再來坐最貴
的救護車，諸如此類。生活自然要熱烈且盡致，但自由和任
性是兩個概念，好好享受生活，但一定記得，健康才是最重
要的，沒了它，便也失去了一切。也要重視重疾保險和定期
體檢。總之，請繼續熱烈、盡致，但要記得自律。

寫在最後的話

　　我看過一個小故事，故事的開頭說，人的死亡分為 3 個階段：心臟停止跳動意味著生理上的死亡，葬禮的結束意味著社會意義上的死亡，而最後一次死亡，是被世界上的最後一個人遺忘。故事裡打造了一個夢世界，人死之後會進入這個夢世界，被所有想念他（她）的人一遍遍喚起，出現在他們的夢境中，延續一些回憶、一些未盡的人生，彌補一些遺憾等，直到世界上再沒有一個人能記起他（她），他（她）便進入新的循環，類似輪迴。如同電影《可可夜總會》（Coco）一般，存在是因為記憶的力量；不過最後，夢世界被愛因斯坦和牛頓等想方設法弄塌了，因為世間從未有人忘記過他們，夢世界於他們而言不是對生的眷戀，而是靈魂的禁錮，沉悶乏味且無比殘忍，他們想去更新的空間，關於未知。

　　還有一部電影，叫《鎌倉物語》，裡面有一個魔幻、詭異卻又絢麗的黃泉之國，每天都有死神引領著逝者的靈魂在幻影車站乘坐初代江之島電鐵前往，黃泉裡有奇幻飄渺的霧海流雲，錯落有致的木結構吊腳樓和紅燈籠，還有生死兩隔的戀人再次重逢的愛與希望，溫馨且溫暖，美妙極了。

　　我還做過幾個奇妙的夢，其中有一次夢見有個 X 族大酋長來尋我，將我帶到一片星際之間，只聞其聲，不見其人，

聲音飄蕩並悠遠。他說我體內癌細胞的強勢成長其實是本族元素力量的覺醒，等都擴散完全了我便可以徹底回歸，讓我不要怕；還說地球人長得很難看，我其實原來長得很好看，所以先幫我改造一番適應適應，改造完我一看鏡子，這哪裡好看啊？嚇得便醒了。還有第二回，大統領露面了，在一片迷霧森林，他強健無比，也講究排場，待我很親切，只是我說想要他那頭藍鯨座駕，結果他小氣地掉頭就飛走了。我將他們畫了下來，既魔幻又神祕，雖然醜了些。

　　你看，死亡有什麼可怕的。我沒有宗教信仰，關於佛教的輪迴還是基督教的救贖我都不太理解，只是我真的有些好奇，我夢裡出現的那片璀璨閃耀的領域究竟是哪般模樣。我畫的不及它億萬分之一精彩，但我記得，它的每一層都有不同的色彩，豐富地存在，神祕又清澈。

　　現在的我依舊十分熱愛生活，看得到這個世間所有的美好。雖然總在醫院和家兩點一線，但路上的每一個畫面都讓我覺得生活和以前別無二致，我一樣喜歡拍照和記錄，一樣覺得處處皆美，並且覺得，這就是生活的意義、體驗，仔細旁觀，甚至旁觀自己，然後仔細再體驗。我並沒有失去什麼，甚至體驗更為深刻。因此，不必安慰我，我真的很好，即便有些關於愛的痛苦，但熱烈且盡致。就像阿嘉莎‧克莉絲蒂（Agatha Christie）說的：「人生空虛，有點愛，有些

仇，還有互道早安；人生苦短，有點希望，有些夢想，還有互道晚安。」

　　最後，以上所有言論僅代表我個人。說得不對，請包涵；如有幫助，我十分榮幸。也祝願所有人，健康、自由、平安、喜樂。

（**本文作者**：蔣腦絲）

自我降生，
此時此刻離您最近

生命是什麼？或許需要用一生來回答。

確診

2018 年 3 月底，我照常入院體檢，胃不舒服，突然心血來潮想要做無痛腸胃鏡。30 多歲的人無明顯症狀主動做腸胃鏡的確實不多見，當時住院的科室所有內科醫生自己都沒有做過大腸鏡，提起大腸鏡他們也都是一副一言難盡的樣子。做完大腸鏡，等待檢查結果期間，同個病房的阿姨說自己的朋友便血一年有餘，一直誤以為是痔瘡，確診直腸癌時已是晚期，傾全家所有也未能保全生命，這似乎已經提前向我暗示了直腸癌的可怕。

所幸我的體檢結果只是表淺性胃炎，腸道一切正常。

出院後與父母報平安，父親隨即要求與母親一起住院體檢。4 月 27 日父親母親一起入院體檢，前期一切順利，後來母親在父親與我的強烈要求下加做腸胃鏡，但在前一天清腸時竟然便不出來，使用藥物後才勉強達到大腸鏡準備標準。做大腸鏡時醫生叫我進去說有幾個息肉，我很平靜淡定地說：「意料之中，切吧。」第二次叫我進去醫生遺憾直言：「本來就快檢查完了，沒想到最後發現這個，直腸癌。」我一時難以接受，深覺醫生搞錯了，立即看螢幕，腫物已有非常

明顯的黃色糜爛，頓時我如遭晴天霹靂。當時我只知道大聲重複一句話：「直腸癌！怎麼辦？」醫生回答：「最好的治療方法就是手術。」我心急地追問：「現在能做嗎？」醫生回答：「還需要一系列檢查。」

　　此時回想當時的我竟如此天真，以為直腸癌與息肉一樣容易處理。稍後醫生做胃鏡發現息肉喊我進去的時候我已如驚弓之鳥不敢看螢幕，不敢聽醫生說話，渾身哆嗦幾近癱倒。由於我太過悲痛，竟讓醫生良久無語。我的母親，童年生活在物質與精神雙重匱乏的年代，中年與父親風雨同舟承擔孝敬父母與撫養兒女的重擔，在工作與生活中也曾遍嘗艱辛與苦楚。我可憐的母親，在稍能安歇的晚年，竟遭此噩運。

　　母親清醒後，我扶著她回病房，一路聽著她絮絮叨叨地講述麻醉的體感及心理感受，穿過長長的醫院走廊，我心神恍惚，不知未來我與母親將要相攜怎樣度過。

　　回病房後，我第一時間找到主治醫生說明情況，整個科室的醫生團隊都保持了高度的理性，讓我們等檢查結果出來再說。當我把這個消息告訴父親的時候，他已有風霜的臉上布滿濃重的無奈與迷茫。

　　等待活檢結果的 3 天，我度秒如年，夜不能寐，心如同鍋裡的煎餅，水火相加。我心裡明白，那樣的腫瘤與糜爛，

幾乎可以確定是直腸癌了，但又期待這只是一次誤診。想到母親退休 20 年在家操持家務幾乎與社會斷聯，弟弟年輕新婚尚在蜜月旅行，我的身後，幾無支撐。於是我在網路上瘋狂搜尋相關資訊，從疾病定性到治療過程，從推薦醫院排名到心理輔導，內心更是慌亂無助。看到網路上怵目驚心的醫療事故案例，我甚至萌生了對放化療的強烈懷疑與排斥。

是夜，睡夢中我夢到母親經過放化療後身體脆弱如紙，無法磕碰，而我摟著她睡覺，一不小心抱著她一起掉下了床。還未清醒仍在夢中的我開始嚎啕大哭，數十分鐘之久，哭到筋疲力盡大口喘氣才發現我當時確實是掉下床了，黑暗中害怕著、顫抖著、摸索著開燈卻不敢睜眼，深呼吸幾分鐘後睜開眼發覺是夢，長出一口氣，又開始哭泣。

5 月 1 日是父親母親結婚 39 週年紀念日，母親確診了。醫生告訴我們，只有確定無遠端轉移才有手術可能，我竟不知受罪的手術也成了奢求。新一輪的祈禱又開始了，雖說上一輪祈禱上天並沒有成全我。母親進一步做了核磁共振與顯影 CT 檢查。在等待檢查的過程中，我盡量心平氣和地依據網路上查詢的方法幫母親做心理建設：一方面告訴母親，我的工作很順利，生活也順心，她的腸道多發息肉並不會影響我的工作與生活；另一方面，也把我的存款金額透露給她和我父親，告訴他們我們有錢治病。不要擔心，我已經長大

了。父母欣慰，母親還開心地說：「我知道你有錢，但不知道你有這麼多錢，等我病好了，我也能存錢。」我答：「您無需自責，您 16 歲開始工作，到現在 62 歲沒有一年停歇、一月停薪，您賺了很多錢，我們這個家，我和弟弟都是您的資產，時刻準備著，我們就是您的錢和後盾。」

檢查結果顯示：懷疑腫瘤 T2[006] 期，距離肛門 4.4cm，腸旁多發淋巴結腫大。萬幸的是，暫未發現遠端轉移。我與主治醫生溝通好，請他去跟母親說：「您大腸鏡檢出多發息肉有一些糜爛，為徹底根治以絕後患可能需要做個小手術。」母親聽後臉色馬上黯然。然而，我無法像往常那樣照顧她的情緒，與她細說。確定手術醫院與主刀醫生成了當下迫在眉睫的事情。考慮到社會背景與家庭條件，去太遠的醫院治療一不現實，二恐延誤。我主張去排名當地第一的醫院全程治療，但父親似乎被體檢醫院的科主任說動，想在體檢的醫院手術就好。在我的堅持下，父親終於同意前往我選擇的醫院就診。

在我們的請求下，母親在確診第二天出院過週末。週末我帶母親去了她想去的休閒農場摘櫻桃。細雨迷濛，她的身影忽遠忽近，從她確診後我未有一刻不在感覺正在失去她，

---

[006]　T：tumor（topography），代表原發腫瘤的範圍。T1、T2、T3、T4 指原發腫瘤的體積及（或）影響範圍的程度，數字越大，說明腫瘤影響的範圍或程度越大。

此刻尤甚。5 月 7 日，我和弟弟帶著所有檢查資料與結果去事先約好的醫院問診。這位教授以手術細緻俐落、創口小而出名。教授看了大腸鏡報告說可以做。當天母親入院，隨後補充了相關檢查，約了 5 月 11 日第一臺手術。

關於診斷與治療方案小結：

1. 直腸癌有部分病人因痔瘡誤診，目前無痛腸胃鏡檢查幾乎沒有痛苦，有必要檢查。

2. 癌症凶險，確診後選擇醫院非常重要，即便條件不允許，也要在能力範圍內選擇最好的醫院，有些醫院有腫瘤醫學部，此類醫院在惡性腫瘤類治療上較為同質，傾向於新輔助療法，但若出現其他器官併發症，或需外院會診。綜合性醫院專業覆蓋面廣，新輔助治療理念貫徹或稍遜於有腫瘤醫學部的醫院。

3. 全球惡性腫瘤治癒率中外科手術貢獻超過放療，遠超化療。直腸癌的放化療大多是為了爭取手術機會，部分病例甚至唯有手術才能根治。但手術過程差異大，或導致預後千差萬別。因此，選擇一個優秀的外科團隊非常重要。個人認為，金盃銀盃不如口碑，誰手術做得好，業內最知道。

手術

　　術前談話，手術專責護理師向我解釋了手術原理、手術選擇的身體條件和有可能出現的術中及術後併發症。隨後我陪母親到醫院附近的公園散步，母親非常不安地說：「主治醫生今天跟我說術後可能造瘻，我害怕造瘻，不想造瘻，如果讓我造瘻，還不如讓我死了算了。」是啊，平生最愛漂亮的她，確實難以接受這種可能出現的現實。我不欲隱瞞，選擇用分享真實心境的方式跟她談這件事，看著她的眼睛直接跟她說：「愛您的人總是愛您的，不管您變成什麼樣子，別說是造瘻，即便是缺手臂斷腿，您還是您，我們對您的愛不會變。如果造瘻的是我，您會不愛我嗎？」母親用堅定如同發誓的口吻對我說：「你變成什麼樣都是我女兒，我永遠會愛你。」我說：「是呀，我們對您，也是這樣，愛您的人，不會變。不愛您的人，管他們幹嘛？如果說有一個人因為別人的殘障和生活方式與他人不同而投以眼色，只能說這個人的心理有問題。您看這個路過的老婆婆，天生駝背，不還是勇敢地與其他人共享一片景色，每個人享受生活的權利都是平等的，追求快樂的權利也是平等的。您要發自內心地對自己公平點，病又不是錯，只要您幫自己撐腰，一切批評都無所謂，反過來，您都不認可自己，任何風吹草動都可能成為您心裡的滅頂之災。這取決於您。」

我知道，腫瘤沒長到我身上，我無法感同身受，無法體會到母親身體上痛苦與精神上甚至觸及靈魂的恐懼，無法代替她承擔生病帶來的變故。我也知道，她在積極勇敢地接受和努力適應著命運的叵測。無數次在她與其他病友談及病情時，我分明看到她在努力地穩定眼神和不斷地調整呼吸的節奏。

5 月 11 日早晨 7 點，母親佝僂著身體、低著頭，以自我保護的防衛姿勢坐在輪椅上，被手術室醫護人員推進了手術室。在此之前，我幾乎每夜都夢到她一個人孤零零地躺在手術室裡。弟弟說：「我永遠忘不了我是怎樣把自己的媽媽交給別人的。」我的心緊張得不得了。父親、我和弟弟在手術室外守候，我不停祈禱上天保佑母親手術順利。

手術室外的螢幕上顯示母親早上 8 點進手術室，9 點開始手術。上午 11 點左右，烏雲開始鑲金邊，太陽出現在天空。我想著：母親失去知覺地躺在手術臺上不知道怎麼樣了呢？命運又會把我們推向哪裡呢？稍後手術助理叫我們過去看病灶，血紅色，很大的一塊，我難過得無法直視，直接問：「造瘻了嗎？」對方回答：「沒有，直接接上的。」我當時舒了一口氣，內心稍安。經過不斷的心理建設，我已經強迫自己接受了母親早晚要離我而去的現實，不敢奢求能改變命運，只期待她的主觀感受能夠好點、再好點。醫生為我

母親選擇的是腹腔鏡下直腸癌根治術，沒有造瘻。術後母親需要在觀察室裡觀察 24 小時，期間 PCA 治療機（即自控式止痛器）故障，母親因此而痛醒，令我一直自責無法釋懷。更令我無法釋懷的是，術後次日是週六，親朋好友輪番來探望，一整天母親強撐著應付親友來訪，以至於晚上情緒狂躁全身不適，血壓升高而不得已開始服用降壓藥，我恨自己沒有勇敢堅定地拒絕這些親友的好意。

術後最怕吻合處滲漏，第一要務就是監控尿量與體溫，每 15 分鐘做個紀錄，體溫稍高或者腹痛就要馬上叫醫生檢查。所幸，一直無恙。術後第二天，在護理師的一再催促下，母親下床復健走路了。我與弟媳一人扶一邊，父親在後面推著點滴瓶還有引流袋緩慢跟隨。再艱難也得走，這對於預防術後併發症及血栓太重要了。對面走來一個高齡老爺爺，邊走邊哭。面對疾病，誰又不是一個無辜且無助的孩子呢。

母親術後第四天大翻身，第五天撤尿管，第八天撤肛管，二便通暢，行動無不適。醫生們查房不再需要詳查母親了。護理師姐姐總是和母親開玩笑說：「阿姨您這不太好吧，表現得太優秀了！」這給了我母親莫大的信心。

在母親術前我們已經聽幾位病友及家屬提及幾例因術後未遵醫囑擅自進食導致嚴重後果的情況，因此在這方面我們

尤為注意與慎重。每天靜等醫生查房時詢問他母親能否進食，進食類型及數量。醫生也會詳細交代，今天可以喝一小碗湯，今天可以吃一小碗麵條，今天可以吃一點青菜等等。從可以喝湯開始，我就讓母親喝「五紅湯」，她一直喝到放化療完全結束，從未間斷。配方是：紅糖、紅棗、紅豆、枸杞和紅皮花生。期間要監測血糖。

常規術後一週出病理報告，我內心一直很焦躁，如同等待宣判的犯人，每天都跑去問結果。手術助理有一天為難地回答：「出來了。」我一看病理報告，簡直晴天霹靂。術前疑似為 T2，術後確定為 T3；術前不確定的淋巴結轉移，術後確定淋巴結轉移 6/15，神經侵犯，脈管癌栓，KI67>90％。母親的病情分期從樂觀的一期或是二期，直接到了 ⅢB 期，基本是三期中晚，並且所有高危險因素全都有。這意味著，術後復發轉移機率很高，5 年存活率從 80％以上直接掉到了30％～40％。並且，誰也不知道，她的其他器官裡是否還有癌細胞潛伏，隨時有可能變四期晚期。這就是癌症的可怕，世界級未攻克的難題。

5 年是什麼？或許每個人都會想像 5 年後的自己是什麼樣子，自己的父母、愛人與孩子是什麼樣子，自己周圍的一切人和事物又是什麼樣子，自己深愛著的生命與世界是什麼樣子；或許會為自己的事業及家庭制定一個 5 年計畫甚至 10

年乃至更長遠的計畫，朝著生命的盡頭不斷地力爭上游，欣欣向榮，努力進步。然而對於癌症病人來說，能夠談及 5 年都是個奢望，為了能夠活過 5 年，情願傾家蕩產來求一個未知與可能。也曾有病人仰天長嘆：「我這麼努力認真地活著，對得起國家，對得起社會，上尊敬父母，下寵愛孩子且夫妻恩愛，為什麼明明有人虛無度日，卻連多給我 5 年都不可以？」沒有人可以回答。

　　我能怎麼辦呢？母親比我更脆弱。病情緊迫要面對，輔助治療在眼前。

　　我知道，化療只有少數人獲益，放療對身體打擊太大，副作用可能伴隨終身；我也知道，術後癌細胞活躍防不勝防，術後一兩個月就出現癌細胞轉移，病情迅速惡化的也不鮮見。我也曾質疑放化療是否值得，家屬堅持讓病人治療是否是為了情感的私欲捨不得對方走，讓病人在毫無生活品質與生命價值的情況下苦苦支撐。依然沒人回答我，活著不是臨床試驗，治療也不是，不會得到另一個假設的結果，開弓沒有回頭箭，沒有重來的機會，治療時機也是轉瞬即逝。我在與母親深入溝通後，明白了她對於活著的渴望與信念，對於生命與家庭的不捨。最後全家共同決定，選擇常規治療，相信醫學，相信科學。

　　母親於術後第十七天開始了第一次化療。化療方案：點滴奧沙利鉑＋口服卡培他濱。輸第 1 瓶奧沙利鉑時，母親一

直在喝溫熱五紅湯；輸第 2 瓶奧沙利鉑時，母親一直在喝溫熱金桔鳳梨茶；輸第 3 瓶奧沙利鉑時，母親一直在吃熱過的西瓜。所幸，傳言中的嚴重化療副作用沒怎麼出現，母親只是噁心、心臟略微不舒服而已。

我母親復健時很堅強、很勇敢、很努力。看著她，我暗下決心：一定要更努力，我要做得更好，我會做得更好，成為她的堅強後盾。這場病痛讓我重新認識了她、了解了她。在她術後第二天咬牙復健之時，我就向她表達了欣賞與崇敬之情，我想，她對抗病魔的樣子會照耀、引領我一生。

關於手術的小結：

1. 術前心理輔導以真實、簡單、自然為主可能效果不錯，家屬要鎮靜有信心，對病患也有積極正面的影響。

2. 家屬與病人都要以適合自己的方式紓解心情，以便以更加健康的心態對抗疾病。

3. 術後選擇鎮痛方案以降低病人痛苦。

4. 術後千萬要做好身體各項指標監測，特別是體溫與體感，術後吻合處滲漏是最嚴重的併發症之一，萬不可掉以輕心。

5. 術後一定要在病人體感允許的情況下盡早開始復健，復健對於疾病治療及康復的積極作用遠超部分病人與家屬的理解程度。

6. 術後一定要管好病人的嘴，忍　時口腹之欲換長久安寧。

7. 化療期間多喝溫熱開水或食用溫性水果加快身體代謝循環，切莫貪涼。

8. 術後要留存術後初始影像資料以便於日後複查比對，化療期間要監控血液常規及體感以便於隨時調整治療方案。這兩點是我在母親的治療過程中因為無知而疏忽的。

9. 選擇一個好的醫院與專業能力夠強的醫護團隊非常重要，充分信任這個醫護團隊也同樣重要。這其實涉及住院期間很重要的醫患交流，醫生和護理師都是不怕麻煩的，但是他們太過忙碌。特別是外科醫生，手術、查房、門診，一個不落做下來，與病人交流的時間就變少了。這就需要病人及家屬充分做好功課，積極主動地輔助病人康復。有時醫生與病人及家屬的太多資訊嚴重不對等造成溝通成本過高，不利於醫囑的及時傳達、理解、執行與配合。因此，病人及家屬對於疾病相關常識的學習累積很重要，關係著是否能夠更好地做好護理支持、共同應對病症。

10. 術後病理是疾病分期的黃金標準，是用於指導臨床治療方案的。一是防止過度治療，二是為了減少醫療資源的

浪費。如同機率對於個體沒有絕對意義，分期與病人的存活期也不是絕對的正相關關係。病人與家屬要正確對待，即便 5 年存活率只有 1%，也意味著有 1% 的病人臨床治癒，意味著這個分期是可以治癒的，每個人就都有治癒的可能。對於這 1% 的臨床治癒病人而言，就是 100% 的治癒。病人與家屬要有信心與勇氣去爭取成為那個 1%，成為自己的 100%。

術後輔助治療之放療

母親第一次化療出院後，開始準備下一步輔助治療。首先我在母親手術醫院掛了兩個知名專家問診，然後去另間醫院掛了一個名醫問診，還又透過 App 掛了某腫瘤醫學部的兩個專家線上看診。問診的結果都是一樣，建議術後輔助的治療方案：點滴奧沙利鉑＋口服卡培他濱，化療一共 4～6 次，在化療 2～3 次後放療，放療期間同步口服卡培他濱增敏，放療完成後再化療 2～3 次，總體輔助治療時間半年。

依據母親病理分期與原發病灶條件，參照指南治療標準，綜合所有醫生給出的術後輔助治療方案以及我蒐集的其他病患的治療經驗，我想，母親的術後輔助治療要盡全力保證完成放療，爭取盡可能多地完成化療。我向家人與近親詳

細陳述了我的理解與依據，所幸，他們都選擇相信我，也同意了這種治療方向。下一步就要以醫護團隊為支撐，以身體指標、體感為錨，以營養支持為盾，以放化療為劍，盡全力與癌細胞一戰。

　　第一次化療結束時母親身體尚能撐住，只是口服卡培他濱時略微噁心反胃。出院後口服卡培他濱兩週，停服空窗一週，進入手術醫院的腫瘤內科開始進行第二次化療。腫瘤內科給我母親的化療方案依舊是「點滴奧沙利鉑＋口服卡培他濱」。

　　第二次化療後，開始著手準備放療。放療與手術一樣，非常考驗技術，放療團隊的技術不僅影響預後還影響副作用的程度，直接決定病人治療期間及治療之後的生活品質，或會影響餘生。因此，選擇一個合適的放療團隊非常重要。我參考網路資料，選擇在手術醫院放射治療部放療。選擇了醫院，就開始選擇科室，透過了解，放療科的科主任出身中醫世家，擅長中西醫結合治療且事必躬親主治病患，親自制定治療方案，跟進治療效果。我把所有病歷資料交給科主任，科主任一看，馬上對照著高危險因子說：「這個放療，這個也需要放療，這個還要放療……總之都必須放療。」然後又接著說：「病人與家屬能夠重視放療是對的，因為放療的副作用略微大些，所以很多病患與家屬懼怕放療、躲避放療，

錯過了最佳治療機會。」同時他同意母親選擇胸腺素（Thymosin α1）作為輔助治療藥物。

我母親口服卡培他濱兩週，停服空窗一週，期間入院去放療科做一些如檢查、畫線、建模等放療前的基礎準備工作。母親此次的增強核磁共振和淋巴超音波同時檢查出腹股溝處多發小淋巴結，術前我們是在另一家醫院做的增強核磁共振和顯影 CT 檢查，檢查結果並未顯示腹股溝處多發小淋巴結，術後因為我的無知又沒有在這個醫院留下術後初始影像資料，所以沒有基礎影像資料比對。我只好拿著影像找了很多放療科的醫生看，大部分醫生都說這些多發的小淋巴結的大小看起來不像是有問題，只有一個醫生非常仔細地反覆看了所有動態數據說有一個淋巴結確實不小，可以進行淋巴結穿刺來確定性質。淋巴結轉移非常可怕，比單獨的器官轉移可怕得多，加上我母親術後病理淋巴結轉移 6/15，淋巴結轉移一直是我心理無法抹去的陰影，我開始極度焦慮。如果是淋巴結轉移，那就需要擴大放射線照射範圍，把腹股溝周邊包括進去，下肢照射水腫怎麼辦？骨質破壞更加嚴重了怎麼辦？母親本來就有骨質疏鬆，如果照射區域內大面積嚴重骨折，母親一時如同癱瘓，恢復需要很長時間，下一步的治療也難以繼續，癌細胞無法遏制，復發轉移了怎麼辦？我精神上痛苦到麻木，然後清醒後繼續痛苦。我安慰自己，跟自

己說不會這麼不幸的，勸說母親做淋巴結穿刺，她終於同意了。第一個醫生沒有找到淋巴結，換第二個醫生仍然沒有找到，一直換了 3 個醫生，都沒有找到影像上顯示的略大淋巴結。放療科主任說這是好事，讓我們去慶祝一下。我看著母親，彷彿她全身的淋巴結都是核彈，全身的淋巴系統如同核彈系統隨時會洩漏、連續爆炸。

抱著這樣的心情，我陪母親於 7 月開始了放療。

放療一共 25 次，每週一到週五放療，同步口服卡培他濱增敏，週六、週日休息。放療一週後，母親開始出現不良反應，渾身無力，白血球降至 $3.0 \times 10^9 / L$，打了升白針。關於升白針，許多病人及家屬因不良反應與個人理解的不同持不同的態度，我母親在長達半年的治療過程中，多次打升白針，她個人並沒有特別嚴重的不良體感。國外的一些醫院及國內的部分醫院的習慣是順其自然，延遲治療並加強食療以求白血球自然上升，但我母親高危險因素實在太多，不敢怠慢。放療團隊跟我們的思路一致，一邊打升白針一邊放療。後來，就不僅僅是白血球的問題了，連血小板也降到了 $100 \times 10^9 / L$ 以下，開始打升血小板針。最嚴重的一次，血小板降到 $50 \times 10^9 / L$。血小板如果降到 $50 \times 10^9 / L$ 以下就很危險了。醫生禁止我母親出病房，禁止刷牙，打針加食療，血小板慢慢回升脫離困境。放療 13 次後，我母親出現了嚴重的

不良反應，整個身體像個破爛的風箱，無一完好。當她伸著滿是針眼的手臂給我看說：「女兒，你看我的手臂沒有一塊好的皮膚了。」我心如刀絞；當她肛周潰爛疼痛難忍時，我淚如雨下；當她因放療渾身無力，躺在床上，似睡非睡，稀便不自知地往下流，我看著一向注重儀容儀表的她竟成這個樣子，開始懷疑放療這個決定是否正確。

　　我想讓母親好好地活著，做她想做的任何事情，而不是像現在這樣痛苦。事已至此，是誰錯了？是我錯了嗎？我徹夜難眠，對協助母親治病這件事情產生了深深的排斥。治療仍然在繼續。我只好在稍微屬於自己的一個個黑夜躲進書堆裡逃避，直到有一天，我看到了一本書，裡面有段話令我永遠無法忘記。大概意思如下，癌症病人應該想：幸虧是我得了病，幸虧承受痛苦的是我，而不是我愛的人；家屬要想：幸虧是我，幸虧是我承受著為病人治病的壓力與折磨，而不是病人獨自面對。是呀，幸虧是我，幸虧我還能為父母承擔一點而不是他們孤苦無依地獨自承受；幸虧是我，幸虧我承受著這一切而不是已經年邁無助的他們，我必將一往無前承受到底，繼續治！

　　母親的血常規掉到了警戒線以下，電解質紊亂。只好中斷放療一週，住院調理身體。當時我帶著她找主刀教授會診，教授仔細檢查了母親的手術吻合口，結果並未出現直腸

手術後吻合狹窄等放療副作用。主刀教授說：「你們這個情況，不放療也不行，放療又會出現潰爛疼痛的情況。」教授最後幫我們開了外用止痛藥。放療科主任推薦了另一間醫院的外傷藥，其中藥粉抗感染鎮痛，藥膏去腫護膚。在這個階段，需要重點護理肛周傷口。任何傷口都怕感染，只有清潔到位，傷口才能慢慢恢復。直腸癌放療因射線照射位置的原因，肛周易潰爛，通風、清潔與護理很重要。母親在手術後一直採用溫水坐浴，開始放療後就停止，有的醫院放療期間也要求病人坐浴。因放療有療程，療程中放療副作用累積呈現，不借助外科用藥，傷口難以自行恢復，用藥則更為穩妥。放療結束後，傷口 3 個月左右會逐漸恢復，內傷則需內鏡確認受傷及癒合程度。

透過觀察與總結，我採取的方法是：

1. 先用棉花棒蘸溫開水清潔傷口。
2. 按照 3：1 的比例將藥粉兌水後灌進腸道，再用膠囊裝藥粉塞肛，保持半倒立姿勢 15 分鐘，然後去洗手間排便。
3. 用壓縮面膜紙敷肛周然後塗抹藥液 20 分鐘。
4. 最後再灑一遍藥粉抗感染止痛，塗藥膏潤滑護膚。
5. 盡可能地晾乾臀部，保持傷口通風。

期間，繼續加強營養：

1. 海參，自己泡發，每天一條，剛開始蔥燒，後來母親吃不下就剁成末加醋熬開胃湯喝。
2. 泥鰍，用紫砂鍋煮成肉沫，過濾後放麻油或料酒等等燉（遮腥味），喝肉湯。
3. 牛尾，用紫砂鍋燉成肉泥，然後用番茄調味翻炒後食用。

　　還有癌症病人專用營養品，開始一天吃一袋，後來母親胃口越來越不好，跟她商量，如果晚上不吃肉，就只吃一袋；如果晚上不吃飯，就得吃兩袋，母親堅持得很好。

　　這些是用於提高白血球和血小板計數的。面對天生食欲不好、異常挑食又因治療食欲嚴重下降的母親，一是要在她願意吃的菜品裡盡量挑選能支持治療的；二要不斷換花樣來刺激她的食欲；三要不斷接觸新的食材配方及營養品以備下階段補給。我每次做飯，都很害怕，不知道母親能吃多少，又有多少能吸收。做完飯不敢端上飯桌，害怕母親吃不下，母親吃不下我就覺得痛苦。光是為母親做飯，陪母親吃飯，我不知道哭了多少回；不知道與母親、與父母一起眼淚流了多少回。放療的最後幾次，母親身體差到在等照射時都無法坐直，坐著坐著就會癱倒在旁邊的椅子上，然而她依然堅持著，她反覆地說：「即使是抬著，我也要做完放療，我要對得起老公，對得起孩子！」

放療後期太艱辛，不僅是身體上更是精神上，看到病友群組裡病患及家屬說我們術後一年了，術後兩年了，我內心真是羨慕，莫說是術後兩年，哪怕術後一年都是我們不敢妄想的。我們仍然在掰著手指算日子。術後一個半月了，那麼，是不是意味著母親術後併發症的高危險階段已經安全度過了？是不是意味著她體內沒有殘餘的病灶了？術後三個月了，是不是意味著母親已經幸運地度過了術後最易發生癌細胞大爆發的時段？是不是意味著她體內的殘餘癌細胞不再極度凶殘了？放療進行一半了，是不是意味著母親體內受放射線照射的靶區內部位復發機率會小些了？是不是意味著我們可以嚮往術後半年了？步步驚心，驚心動魄，我們走得很辛苦。然而，我們完成了。放療完成後的第一次查房，科主任帶著醫生團隊恭喜母親，向母親伸出大拇指，對母親說：「堅持下來啦！真棒！」所有醫生與護理師滿臉欣慰。

　　在我陪母親放療的過程中，有一天，陪她去醫院，她穿著她好多年前的裙子走在我前面，瘦削的背影美麗一如往昔。我們走在梧桐樹下，烈日驕陽，樹影斑駁。似乎時間開始倒流，此時此刻與過往歲月重疊。像幾十年前的某一天，她懷著我走進產房，兩個生命真正地同呼吸共命運。我挽著母親的手臂說：「媽媽，我愛您，就像您生我時我們在一起一樣，我感覺現在離您最近。」母親說：「是呀，女兒總是

和媽媽最親的，就像我現在一直後悔，你外婆病重時我剛生了你，沒辦法去看她。我是多麼後悔沒有再向你外婆多盡一點力。」我想，外婆在天之靈，不會去苛責母親，看到我這樣對我母親，她也會安心的。

關於放療的小結：

1. 術後輔助治療方案可多諮詢幾個醫院的不同專家做參考，正規的網路看診平臺也是不錯的選擇，病情相對簡單的可以線上問診，病情稍微複雜的可先線上問診後依據醫生的要求再面診。

2. 部分醫生表達方式較直接，還需要自己積極主動調整心態去適應。

3. 直腸解剖位置深，為防止手術殘留、降低復發可能，有放療適應症且身體條件允許的可著重關注放療，目前全球惡性腫瘤治癒率中，放療的作用毋庸置疑，部分癌症類型中，單純放療甚至可達到治癒。目前放療已達到精準治療的階段，依據不同的病情有多種治療組合，對於病人及家屬都懼怕的放療副作用，目前也有多種方案可應對，可與放療團隊商討選取治療方案。

4. 放療與手術一樣，非常考驗技術，放療團隊的技術不僅影響預後還影響副作用的程度，直接決定了病人治療期

間及治療之後的生活品質，或會影響餘生。因此，選擇一個好的放療團隊非常重要。目前，網路上都能查到資料和評價，病人和家屬可作為參考並根據具體條件選擇能力範圍內的最強放療團隊。

5. 胸腺素業界評價不一，母親在外科手術期間一直注射胸腺肽。原打算注射兩年，計畫至今未變，現在仍在注射。在打針的過程中，遇到過其他癌症的病人也在用這個藥。但具體情況及是否使用還是看各人體質。

6. 放療後肛周易潰爛，臀部的通風、清潔與護理很重要。

7. 放療引起腸道嚴重不適可找主刀醫生會診。

8. 放療對身體打擊大，尤其是對血常規的影響，因此，需要密切監控以便於隨時調整治療方案。一切治療都要以身體耐受為前提。

9. 營養支持很重要，營養支持效果影響著身體狀態，身體狀態有時甚至決定了治療是否能夠繼續，影響著預後及壽命。國際上部分先進國家癌症治癒率高於國內，除了早期篩檢、藥品因素外，營養支持效果的差別也是其中一個因素。對於癌症病人膳食指導與建議，需要病人與家屬仔細查詢甄別，找出最適合病人的營養支持方案。

術後輔助治療之化療

　　第三次化療點滴奧沙利鉑當天，母親再次出現了臉色發黑、聲音沙啞的症狀。此次化療後，血常規急轉直下，白血球與血小板計數雙雙「低空飛行」，踩著警戒線通過。母親住院觀察打升白針和升血小板針，但由於血常規實在太差，主治醫生再次勸我們結束治療。因為之前問診的醫生給的方案是：輸注奧沙利鉑＋口服卡培他濱，化療2～3次後放療，放療期間同步口服卡培他濱增敏，放療完成後再化療2～3次，化療一共4～6次，總體輔助治療時間半年。這意味著母親至少化療4次才算完成最低標準的治療。我們已經完成3次化療了，還是想再爭取化療一次，完成4次。然而主治醫生顧忌母親身體狀況對第四次化療持保留態度。同時，我還承受著另一重壓力無處訴說，我母親的直腸癌對腫瘤標記物並不敏感，在術前腫瘤標記檢查就是正常的。母親第三次化療後檢查，腫瘤標記物竟然超出標準值區間了。癌症的復發及轉移是依據影像檢查確診的，但初期微轉移影像檢查有可能辨別不出來，腫瘤標記物則往往能很早預示癌症復發和轉移。因此，此次腫瘤標記物的超標是否意味著復發和轉移？還是因為放化療引發了其他原發腫瘤？我不敢細想。單次腫瘤標記物小幅升高對於臨床沒有什麼重要意義，但腫瘤標記物連續大幅升高就有一定的復發轉移可能性了。如果腫

瘤標記物連續 3 次不斷升高，那可就不妙了。只好依據指南，採取每週監測血常規的方法連續監控。接下來的 3 周，不知道日子要怎麼過，我既期待著採血結果，又害怕採血結果。期待的是心裡抱有希望，覺得有可能只是發炎或者癌細胞之外的其他生化原因導致的腫瘤標記物升高；又害怕確實是放化療不受益，不僅沒有打擊到癌細胞，反而掏空了身體，引起了更快速的復發和轉移或者其他腫瘤原發。以母親現在的身體狀況，已然承受不了其他打擊性治療了，之前的治療究竟是讓前路更平坦，還是帶我們來到深淵面前；一系列的治療是阻斷了癌細胞的肆意進展，還是熄滅了母親的生命之火，我不知道，也不敢想。

出院一週後檢查，腫瘤標記指數居然比之前還要高，我想起之前閱讀了大量的臨床試驗文獻之外還看了許多網路上的病友及家屬治療經驗與理念。有病友說，癌細胞在第三次化療後是最瘋狂的。我心裡在想，難道真的前功盡棄？出院兩週後檢查，腫瘤標記指數又創新高並且較前翻倍了，我幾乎都有點認命了。然而，出院後第三次檢查的結果是腫瘤標記指數開始下降了。這不得不說是個好的趨勢，是個好消息。主治醫生決定在母親打升白針一週後，開始第四次化療，方案：輸注奧沙利鉑＋口服卡培他濱，早 3 晚 3。或許是因為奧沙利鉑減量了，母親的體感比之前略微好些，但白

血球與血小板計數依然掉了下去，打了升白針和升血小板針才勉強維持正常。

第四次化療完成後，我與母親詳談：「標準化療療程是8次，但因為國際治療指南中術後治療總時長是半年，如果放療的話很難完成8次化療。所以醫生給我們的方案是輸注奧沙利鉑＋口服卡培他濱，化療2～3次後放療，放療期間同步口服卡培他濱增敏，放療完成後再化療2～3次，化療一共4～6次。到今天為止，您已經完成最低標準4次化療了。根據您的年齡與體質，這很了不起。下一步，如果說您想繼續完成剩下的化療也可以，如果您想結束治療也可以，這取決於您。」我母親思忖了幾十秒，用堅定的口氣說：「我要做完8次，不管多長時間。」

母親如此堅定而無畏，我們原以為是我們支持著她，實際卻相反，一直支持著我們的竟然是她。

第四次化療結束後，我大哭了一場，終於完成了階段性的治療，太不容易了。我向全家講述了治療的總體要求與目前進度，全家情緒稍微放鬆，然而，人的欲望是無止境的，正如，我們全家爭取治療的信念也是無止境的。

母親再次入院準備第五次化療，血液檢測腫瘤標記指數又降了，我的心情稍微平穩了一些，期待能夠一直降到標準值區間內。血常規結果顯示白血球和血小板依然雙低，打了

升白針和升血小板針。母親的嗓音依然沙啞，外傷傷口已經比放療剛結束時好些了，每天由父親堅持幫母親灌腸，外用各種藥粉劑。

在第六次化療開始時母親的腫瘤標記指數終於恢復正常。我又進入新一波雙重煎熬，一方面，療程在進行，但術後半年治療期已經過了，再進行化療或許沒什麼獲益，徒增傷害，另一方面，放化療對人體的打擊是逐步累積的，所有治療即便咬牙硬撐完成，那下一步呢？完全空窗期，連卡培他濱都不吃了，萬一癌細胞死灰復燃、捲土重來，怎麼辦？為什麼有的癌症類型病人只靠口服藥就能長期生存十幾二十年，而像母親這種直腸癌，不僅可用藥物那麼少，還無法長期依賴使用。即便我們想終生抗癌，不斷投入精力及金錢，也無法在那幾樣常規藥物之外再做治療了。

第六次化療完成後，母親的白血球與血小板仍然雙低，打完升白針與升血小板針後準備出院，主治醫生與我們交代：「術後半年治療期已經過了，6 次化療也完成了，病人身體撐不住了，不如結束治療吧。」母親執拗地說：「我女兒說了，我還沒有完全完成，我想做夠。」醫者仁心，醫生對於病人的任何言行，都是非常在意、不忍駁斥的，主治醫生彙報給科主任，科主任面帶微笑地說：「既然老太太這麼堅持，那就繼續吧！」

　　我與父親溝通，為母親完成治療後回歸生活做些準備，父親贊同並表態會攜全家配合。我們達成共識，控制自己不特別放大和關注她的言行，也不再過分地呵護和照顧她，甚至彼此監督、適度制止對她的過度幫助，對她給予充分的信任與放任。在家裡，我們每天都鼓勵她做一些基本的家務，也許是因為剛化療完的緣故，我母親一開始反應有些遲鈍，做起家務來也很生疏。剛開始她很慌亂，連筷子放在哪裡都忘記了，找不到了，有一次近在眼前的筷子她都找了很長時間，即便拿到筷子也會掉在地上。她到處哭訴自己沒用，哭訴我們忽視她，對此全家人全當沒看見、沒聽見，偶爾隨意地跟她說：「本來人拿東西就可能會掉到地上，對吧？我前幾天走在街上還當眾摔倒了呢，今年春節我還打破碗摔碎了呢，這很正常。」筷子掉地上一次當沒看見，掉兩次還當沒看見，逐漸地，母親看我們拒絕協助，只好自己面對失誤；看我們對於她的失誤完全不介意，她也逐漸對於失誤表現出容忍接受的態度。慢慢地，她開始做一些大膽的嘗試，比如做她的拿手菜給我們吃，看著我們全吃光，她的自信就多回來一點點；按照生活 App 上面的烹飪方法做一道美味的蒸魚，興致勃勃地向我們講解烹飪細節時，她覺得自己可時尚新潮了呢；她穿著漂亮的新裙子參加親友婚宴被誇氣色好，她跟親友聊自己如何帶大兩個孩子、奉養幾位老人得到大家一致讚揚的時候，她為自己曾經是那麼堅強

優秀而得意⋯⋯我們盡量地打從心底不把她當病人，努力配合她重新回歸於生病之前的生活中。漸漸地，這種意識感染了她，她也覺得自己跟生病之前差不多，周圍的人開始對於母親的病情感到樂觀、期待，這種樂觀又影響了我們全家人，於是形成了樂觀的良性循環，日子逐漸陽光快樂起來。如果不是還有兩次化療，我們都快忘了治療這回事。

開始第七次化療後，母親的白血球與血小板仍然低，打了升白針與升血小板針。母親的身體狀況還是直線下降，母親願意吃的東西越來越少，偶爾甚至全靠癌症專用營養品維持，因為服用這個營養品不僅可以提供全面營養，還能減少排便頻率，減少了痛苦。到了這個階段，已經不論何種方法，只要能夠讓她堅持完成治療，形態不拘。算了算時間，母親腸內吻合口與肛周傷口應該已經開始新生與癒合了。第七次化療完成後，母親的體能消耗太大，艱難承受，難以平衡。即便母親食欲很差、身體很差，外傷令她痛到每天多次流淚，她依然忍受著、努力著，在黑暗之中嚮往著光明。

第八次化療開始了，我們全家的心情是喜悅中帶著緊張，感動中帶著敬畏，又是幸福又是心酸。整個化療過程依然艱難，但又充滿著希望，在母親化療結束所有血常規指標全部恢復到正常後，母親出院了。

至此，母親完成了所有治療——放療 25 次，化療 8 次。

▌希望

母親的治療完成了，過程中有悲傷也有欣慰，有哭泣也有感動。往前看，往前走，還有治療完成後的 3 個月複查，半年複查，9 個月複查，一年複查。每順利完成一次複查，都是離安全期又近了一段，離癌細胞追殺的腳步又遠了一些。癌症是老年病，隨著年齡的增長，患癌的機率也是在成長的，假如我們隨著年齡漸長，不可避免地走近癌症，是否會因為當下隨意對待自己，沒有好好地活著、體驗生命而後悔呢？如果，我們每個當下、每個瞬間都充分投入生命中去，我想，生命在此刻已然圓滿永恆，再無他求，任何時候命運喊停，都不會有未盡的執念，只會笑對來去。

時間總是流動的，就如我們不會兩次跳進同一條河流之中，世上也不會有兩個瞬間相同的我們。生命總是推進的，我們在不同的人生與事件中走走停停，但總歸是向前的。任何一場疾病都只是生命中的一場經歷或體驗，當病人與家屬困頓在癌症及其治療之中，就是將自己的人生與癌症和治療畫上等號。病人與家屬的痛苦在於，總以為自己一直陷於癌症及其治療當中，但其實，沒有任何疾病與治療是一成不變的，萬事萬物都在變，只要活著，就要往疾病外面走，就走得出來。生命生長永無止境，生活仍豐富多彩，並且不斷綻放新的生命力。

何為生命？母親曾經問我：「如果手無寸鐵，被刀指著你還會反抗嗎？」我回答：「會。」母親問：「為什麼，明明知道反抗無用啊？」我回答：「即便如此，我也會用盡全力去反抗，因為從我起心動念和行動開始的瞬間，我是如此生動的、鮮活的一個人，我不會被動地缺席自己的命運。對我而言，主動掌握自己命運的我，才能稱之為生命。」

　　母親令我的生命存在成為可能，願母親的生命因我的存在更加豐盈。

（本文作者：物我兩外）

高齡老爸在美
癌症治療兩週年記

　　我的老爸 1935 年生，他偷偷跟我說他實際出生年是 1934 年，現在已經是高齡老人。他在 2018 年 7 月 12 日做大腸鏡檢查的時候，發現了直腸癌，現手術和化療已順利完成，我記錄下他的治療經過，分享給大家。這是一個高齡癌症病人認真治療癌症的經過，希望可以鼓勵大家在癌症治療這個全世界難題面前永不言敗，戰鬥到生命的最後一分鐘，為自己和親人交一張最完美的生命答卷！

預警和發現

　　大概在 2017 年 9 月，一天晚飯時我爸說了一句話，後來我才知道，這是非常重要的一句話，他說他的大便有時候很細，因為我們缺乏基本腸胃癌知識，沒有人把這句話和癌症聯想在一起，他的話被忽視了。我爸身體一直很健康，每天都在社區裡健走好幾圈，他也非常重視身體的各種檢查。他已經移民美國十幾年了，可是一直不太願意長期在美國生活，總是半年、一年這樣來回跑。他們去美國，最主要就是做各種身體檢查，他的家庭醫生很久以前就幫他開過大腸鏡檢查，但是他一直不去做，他經常自吹自播，說他的腸子很好。他說大便很細的時候，偶爾還腹瀉，這時候他們已經準備 10 月回國了。因為來回機票比單趟機票還便宜，我這次就

幫他買了來回機票，告訴他們如果不想回來，回來的機票浪費掉就算了，這是他們去美國十幾年第一次買了一個半年來回的機票。冥冥之中，我感覺是老天爺在幫我爸，讓他盡早回到美國治病，他們每次回國只顧訪親探友，像這種偶爾腹瀉的問題，他們是不會去看醫生的。

2018 年 3 月，他們按期回到美國。我爸說他胃不舒服，胃好像出問題了。每次他一有不舒服，我都會趕緊幫他預約醫生。這次幫他約了腸胃科醫生金布萊博士（Dr. Kimbrais）。在美國約專科醫生一般都要等很長時間才能看到，我爸的這個專科醫生看得還算快，5 月就看到了。在醫生辦公室，我爸爸要求做胃鏡。金布萊醫生以美國人的幽默說了一句：「你是一個壞人。」然後頓了一下才說：「你這麼老了，還沒有做過一次大腸鏡，這次你必須聽話，做一個好人，胃鏡、大腸鏡一起做。」反正是一次麻醉，我爸就同意了。胃鏡和大腸鏡安排在 6 月。結果因為前一天早上吃飯了，檢查被取消了。醫生因為要休假，就拖了整整一個月，到 7 月 12 日才做了胃鏡和大腸鏡檢查。剛剛做完，金布萊醫生就過來跟我說，胃鏡沒有問題，大腸鏡發現了問題，說90%的可能是直腸癌。「癌」！我們家的成員一直很健康，我的字典裡從來就沒有過這個字。金布萊醫生當時就幫我爸約了手術科醫生。因為不管活檢結果如何，都需要手術摘除。

找醫生和選擇治療方案

直腸癌是怎麼回事？怎麼治療？我是典型的理工科學生，不懂的事情，希望盡快搞清楚。我馬上上網查資料，找腸癌病友群組，同時打電話給周遭朋友。非常幸運，我的一個好友是我家門口一個私立醫院的麻醉科醫生，我爸的手術醫生也約的是那個醫院的，她當時就向我推薦了梅斯林醫生（Dr. Meslin）。告訴大家一個小訣竅，哪個外科醫生技術好，麻醉醫生最清楚。我當即決定換醫生，約梅斯林醫生。我這邊也趕緊學習，沒日沒夜地看網路文章了解直腸癌治療過程。

為了確保正確治療，我同時約了另外兩位手術醫生，其中一位是安德森癌症中心（Anderson Cancer Center）的奎特醫生（Dr. Kwiatt）。安德森癌症中心在我們家附近有一個分部。

梅斯林醫生說直腸癌治療一般需要先放化療再手術，他說我爸的顯影 CT 檢查影像看起來非常乾淨，加上我爸年紀大，建議直接手術，這樣不需要做臨時造口。

奎特醫生給出的方案，就是完全按照指南，對我爸進行「三明治」治療，新輔助放化療再手術，做一個臨時腸造口。

第三位外科醫生基本上沒說什麼，他看了看我爸的檢查

報告，知道我們已經找了梅斯林醫生，就說了一句話，「Your dad is in good hands.」（你爸爸會被照顧得很好。）

選擇哪個手術醫生讓我糾結，我又上網研究哪種方式更適合我爸，他手術前核磁共振報告預估的分期是 T3N0M0。我諮詢過學醫的朋友，他們都偏向直接手術，因為我爸年紀大了，擔心在手術前新輔助放化療的階段他的身體撐不住而失去手術機會，這個病最好是透過手術根治，但是作為科技產業工作者，我知道需要尊重大數據，需要尊重先進的醫學成果。下面這段研究報告幫助我下了決心。

關於新輔助治療的研究

　　一些研究顯示，對於具有區域性復發低風險的直腸癌病人（具有預後良好的因素如切緣乾淨、無神經侵犯、無血管淋巴管浸潤、術前無腸阻塞／腸穿孔、標本檢出淋巴結足夠（≥ 12 枚）、組織分化良好），也許採用手術及術後輔助化療更合適。而且一項多中心的回顧性研究結果表明，術前的檢查分期評估可能會被低估，而新輔助放化療可能更有意義。所以直腸癌治療指南對於 T3N0 以上的病人，一般都推薦新輔助放化療。而最新發表在英國外科雜誌上的一項新的研究結果表明，如果把新輔助治療進一步限制在較高風險的病人，則有 42％的病人可以不需要新輔助放化療，而且追

蹤 3 ～ 5 年後病人的生存結果，顯示不進行放化療組更好一點。

新輔助治療的目的在於提高手術切除率，提高保肛率，延長病人無病存活期。推薦新輔助放化療僅適用於距肛門＜12cm 的直腸癌。

（1）直腸癌術前治療推薦以氟尿嘧啶類藥物為基礎的新輔助放化療。

（2）T1-2N0M0 或有放化療禁忌的病人推薦直接手術，不推薦新輔助治療。

（3）T3 和（或）N+ 的可切除直腸癌病人，推薦術前新輔助放化療。

（4）T4 或區域性晚期不可切除的直腸癌病人，必須實行新輔助放化療。治療後必須重新評估，多專業討論手術是否可行。新輔助放化療中，化療方案推薦首選卡培他濱單藥或持續灌注 5-FU 或者微量注入 5-FU/LV，在長程放療期間同步進行化療。放療方案請參見放射治療原則。

（5）對於不適合放療的病人，推薦在多專業討論下決定是否施行單純的新輔助化療。

　　新輔助治療還是直接手術，經過反覆權衡，我學醫的朋友和我決定手術。我對兩位外科醫生進行了如下比較。

梅斯林醫生和奎特醫生綜合比較

	梅斯林醫生	奎特醫生
任職機構	沃丘醫院（Virtua Hospital）機器人手術主任	安德森癌症中心的手術醫生
手術方式	達文西機械手臂手術 不做造口 直接手術	腹腔鏡手術 做臨時造口 「三明治」治療
手術前的準備	兩瓶清腸劑，于術前 2 小時用，不需要清腸	手術前清腸，服抗生素
從醫經驗	20 年	10 年
年齡	50 歲左右	45 歲左右
性格特點	溫和敦厚，有點害羞	精明能幹，像華爾街銀行家

　　說個笑話，我當時真的讓病友群組的大家幫忙為兩位外科醫生相面和投票了，大家一致投了梅斯林醫生。

　　經過仔細對比，認真地考慮了我爸的現狀，Go with Dr. Meslin！（緊跟梅斯林醫生！）

　　手術前請心臟科醫生檢查，我爸有主動脈瓣逆流的問題。去看心臟科醫生的時候，我很緊張，因為檢查沒通過而無法手術；沒想到很順利，我爸當時表現得也很像一個沒事的健康老人，心臟科這一關過了。

手術準備和手術

手術前一個星期，我爸去醫院接受手術培訓，醫院發了一大箱營養液和肺功能訓練器，手術前一個星期要求每天喝兩瓶營養液，手術前一天和當天早晨要喝一種完全透明的營養液。手術完一個星期還要每天喝兩瓶營養液。

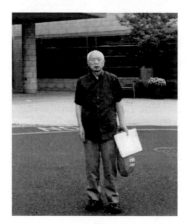

老爸

2018 年 8 月 16 日，我爸按時來到醫院，他已經在家裡用了一瓶清腸劑，到醫院以後再用一瓶。手術醫生和麻醉師都過來看我爸，因為年紀大，所以他的手術被排在了第一個。美國醫生會幫每個病人依狀況評分，評分最高的排在最前面，生命面前人人平等。老爸很快進了手術室，網路資料說這種手術一般要 3 ～ 5 個小時。我回家吃了點東西，就又

趕回去了，去咖啡室拿了點咖啡，在看等待室的大螢幕，正在努力尋找我爸的名字，突然看到主刀醫生向我走來。我嚇一跳，才不到兩個小時啊，怎麼出來了？出問題了嗎？他先給了我一個擁抱，說手術順利結束了。我還在發愣，他繼續向我解釋，他已經用染色劑檢查了我爸的吻合口，證明不會滲漏，讓我放心。因為我爸不會說英文，他帶我先進去恢復室等我爸醒過來。

我事先查了很多資料，知道這種手術併發症最可怕的就是吻合處滲漏。主刀醫生絕對不能偷懶，一定要做染色劑檢查。還有一個可怕的後遺症，就是有可能手術傷了膀胱神經，導致以後小便困難。美國這邊直腸癌手術的時候會配一個神經外科的醫生，他的任務就是專門保護神經，防止病人在手術過程中受到傷害。

老爸很快就醒來了，送到病房。美國這種手術，一般只住院 3 天，因為保險公司可不願意多付錢，不會讓你沒事在醫院待著，護理師送來了手術後恢復的要求指南。

術後恢復要求指南

	手術當天	手術後第一天	手術後第二天	手術後第三天
營養	手術當天可以喝清的雞湯、牛肉湯、果汁等	可以喝清的雞湯、牛肉湯、果汁等	少量多次進食固體食物，不吃油炸、生冷和辛辣的食物	少量多次進食固體食物，不吃油炸、生冷和辛辣的食物

活動	14:00 以前做的手術，需要下床活動兩次 14:00 以後手術的下床活動一次 每一個小時都要用肺計量器鍛鍊肺部	3小時床下活動時間 每小時都要用肺計量器鍛鍊肺部	4小時床下活動時間 每小時都要用肺計量器鍛鍊肺部	6小時床下活動時間 每小時都要用肺計量器鍛鍊肺部
藥	疼痛可以用止痛藥或者點滴止痛	口服止痛藥，嚼口香糖恢復腸的功能	口服止痛藥，嚼口香糖恢復腸的功能	口服止痛藥，嚼口香糖恢復腸的功能
治療	保留尿管和檢查傷口	早上拔尿管	—	準備回家

　　我爸手術第二天拔尿管受罪了，拔出來後好幾個小時，沒有小便，只好又插回去。當時我很擔心會存在膀胱神經受傷的問題，查了好多文章。嚴重的尿道神經受傷的人需要長期帶導尿管，心理和生理的壓力都會很大，嚴重影響生活品質。外科醫生來看我爸的時候，我馬上提出了這種疑問，他當時也有點愣住，猜想沒有誰的家屬會問他這個問題。他很快就輕鬆地說，雖然不能完全排除神經受傷，但是因為手術結束後時間太短，先觀察看看。他讓泌尿科專家會診，說晚兩天拔尿管沒問題。我上網查了一下相關資料，麻醉也有可能影響排尿。我爸當天手術完就通氣了，排便很順利，因為

我爸壓根就沒有清過腸。

　　說一個小插曲，病友在群組裡問：「引流管排出什麼東西了？」我當時一愣，因為我爸身上什麼管子都沒有。我趕緊聯絡國內一個外科醫生，問他為什麼我爸爸沒有引流管，他說在國內沒有外科醫生會這樣做手術的，只有具有自信的醫生才會這樣，這話的意思是褒義吧？外科醫生又來看我爸的時候，我問他這個問題，他只說了一句話，不需要。

　　我總結一下，我爸手術和國內直腸癌手術的區別：

1. 我爸爸手術前不用挨餓，不用清腸，一直大吃大喝。
2. 手術前兩個小時使用清腸劑清理部分。
3. 手術後沒有引流管。
4. 手術當天和手術後第一天就可以進流食，手術後第二天就允許病人恢復基本的飲食。

病理結果與化療

　　在我爸發現癌症之前，我們全家就計劃要去歐洲度假。我爸 8 月 16 日手術，我們本來買了 8 月 23 日去歐洲的機票，還能去嗎？我爸很希望我可以去，他還在醫院的時候就每天堅持鍛鍊，7 天就恢復的差不多了。他堅持讓我去玩，這時候要等病理結果，也沒有治療，我就同意去玩了。玩的時候

我沒有去打聽病理結果，回來的路上我就在想，不知道等待我的是什麼，心裡莫名地有點不好的預感。

病理結果果然讓我大失所望，病理分期是 T3N1b，有 3 個淋巴結轉移。手術前核磁共振和顯影 CT 檢查竟然都沒有發現。

本來我還抱著僥倖心態，想說我爸可能可以不化療，現在不得不面對現實。

我馬上約了兩位腫瘤內科醫生，關於一線化療方案，到處都差不多，一個是兩週的（mFolfox6 方案），一個是 3 周的（Capox 方案），我上網查了很多資料。

化療方案小提醒：

（1）分期 T1-2N0M0 屬於早期結直腸癌，手術後不需要接受任何輔助放化療。

（2）分期 T3N0M0，無高危險因素的病人，dMMR（錯配修復基因蛋白表達缺失或者微衛星不穩定）給予臨床觀察，pMMR（錯配修復基因表達或者微衛星穩定）給予卡培他濱或 5-FU/LV 化療。（高危險因素包括：T4 期腫瘤、腸穿孔、組織學分化差（III / IV 級）、淋巴 / 血管浸潤，腸阻塞、送檢淋巴結 <12 枚、周圍神經浸潤、區域性穿孔或距離切緣較近、切緣性質不確定或陽性。）

（3）分期 T3N0M0，有復發高危險因素的病人，dMMR 給予臨床觀察或 mFolfox6 方案（5FU/LV+/-奧沙利鉑）或 Capox 方案（卡培他濱+/-奧沙利鉑），pMMR 給予卡培他濱或 5-FU/LV 化療或 mFolfox6 方案（5FU/LV+/-奧沙利鉑）或 Capox 方案（卡培他濱+/-奧沙利鉑）。

（4）分期 T4N0M0 的病人，給予 mFolfox6 方案（5FU/LV+/-奧沙利鉑）或 Capox 方案（卡培他濱+/-奧沙利鉑）進行正規化療。

（5）分期 T1-4N1-3M0 的病人，給予 mFolfox6 方案（5FU/LV+/-奧沙利鉑）或 Capox 方案（卡培他濱+/-奧沙利鉑）進行正規化療。

對於直腸癌而言，因其位置特殊，凡是術前未進行新輔助放化療的病人分期如果為 T4N0M0 或者 T1-4N1-3M0 則需要配合輔助放療，方法是每週 5 次，一天一次，連續 5 週，每次照射劑量 1.8 ～ 2Gy，合計照射 45 ～ 50.4Gy，同時口服截瘤達片增加放療效果。

Capox 方案與 mFolfox6 方案在結腸癌輔助治療中的比較（%）

項目	Capox 方案	mFolfox6 方案
3 年無病存活率（DFS）	83.3	73.4
氟尿嘧啶相對劑量強度（RDI）	80.0	93.6

奧沙利鉑相對劑量強度（RDI）	76.3	87.2
劑量限制毒性（DLT）	78.2	90.1
腹瀉	31.8	9.0
手足綜合症	19.9	2.1
黏膜炎	0.7	6.2
嗜中性白血球低下症	8.6	25.9

DFS：disease free survival（無病存活率）；RDI：relative dose intensity
（相對劑量強度）；DLT：dose limiting toxicity（劑量限制毒性反應）。*
p=0.022；# p< 0.0001；△ p=0.004；§ p=0.007。

比較了兩種方案的利弊，我選擇了 3 週方案（Capox 方案）。

兩次化療結束後，我約了放射科醫生準備放療。

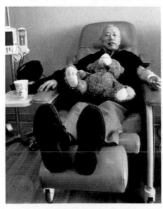

老爸在化療。每次去醫院都發玩具和食品

126

我們國際腸健康群組裡面有幾個人，因為放射性腸炎而痛不欲生，這讓我對放療有點害怕。放療目的是減少區域性復發，我爸高危險因素不多。他已經 84 歲了，真怕這種治療會影響他以後的生活品質。我們又去諮詢了外科醫生，他堅決反對我爸放療。他人很好，說如果是他的父母，他絕對不會放療的。我也在群組裡諮詢了其他醫生，對方的意思也是以考慮生活品質為主。我爸自己更怕有放療後遺症，堅決不願意放療。我為這件事情糾結了好久，最後放棄了放療。我爸這個是特例，說實話不建議其他病友效仿。

　　化療中因為手足脫皮厲害，醫生把我爸的截瘤達減量了，奧沙利鉑前面 5 次劑量正常，第 6 次減量。我爸用了 6 次奧沙利鉑，7 次截瘤達。

　　2019 年 3 月底老爸停止了治療，4 月初就回國玩了，玩了 3 個月，6 月 29 日回美國複查。7 月 2 日驗血，CEA 2.5，醫生開了胸腹部顯影 CT 檢查單。檢查結果一切正常，老爸這次複查順利，就算以後檢查發現了什麼，我肯定會和老爸一起繼續治療，決不輕言放棄！

參考資料

[1] http://www.radiologyassistant.nl/en/p56195b237699d/rec-
tal-cancer-mr-staging-20.html

[2]https://mdanderson.elsevierpure.com/en/publications/sur-
vival-impact-of-capox-versus-folfox-in-the-adjuvant-treat-
ment-#:~:text=In % 20this % 20real % 2Dworld % 20pop-
ulation,Adjuvant % 20Chemotherapy % 20(IDEA) %
20collaboration.

（本文作者簡介：高嵐，美籍華人，賓夕法尼亞大學高
級軟體系統工程師。她是一名癌症病人家屬，在自己的父親
不幸罹患直腸癌後，千方百計查詢資料，研究治療方案，用
自己的智慧為老爸的癌症治療道路保駕護航。她在求醫問藥
的同時，發現有很多病友面對突如其來的疾病非常無助和害
怕，而且在這個時候很容易被誤導，走錯路。因此她在積極
自助的同時，積極分享資訊，交流經驗，幫助更多的迷惘中
的病友及其家人。）

狹路相逢，
來日方長

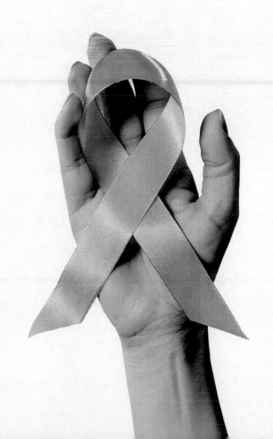

突如其來 早有預料

世界衛生組織統計過每個人從 0 至 75 歲罹癌風險，指出臺灣人每人就有 1/3 機會罹癌，最新統計每 4 分 58 秒就有一人罹癌。也就是說作為一個家庭中的成員，這一輩子多半會和癌症直接或間接地有過一次接觸。但人性中總是有那麼點可愛又可惡的僥倖心態，就像我家之前從沒人得過癌症，即便知道有人天天和腫瘤打交道，我潛意識裡也把自己和家人劃定為那幸運的少數人。可是生活總會提醒每個人你也活在現實裡。2017 年我和癌症「短兵相接」── 我媽檢查出結腸癌。

一切突如其來的變故，其實都是早有跡象。事後回想，我媽得結腸癌其實是早就有徵兆的，在確診前我心裡已經判斷多半是腸癌，或許我媽自己也是想過這種可能的，所以確診的時候並沒有出現抱頭痛哭、尋死覓活的情況，好似跳過了懷疑、否定的過程，直接進入了接受的階段。

我媽這事從有前兆到確診，簡直就是一個教科書般的例子。她是 2017 年 9 月底確診的，在 2016 年年底她就說自己肚子一受涼就會「拉肚子」，我讓她上醫院檢查，她不肯，自己去看了中醫說是「脾虛」，幾副藥下去似乎有些作用。又過了一段時間，她又說受涼就會肚子痛，一天要大便兩三

次，豆腐渣樣。我又勸她去醫院看看，做個檢查，她還是不肯，非說中醫診斷過「脾虛」，是醫生開的中藥方子不好，某某阿姨推薦了很不錯的醫生，她去找另一個醫生再看看。到了 2017 年 9 月，她主動打電話告訴我她想做檢查。於是我說讓她第二天不吃早餐去醫院掛號，可她立即說只想量血壓（她就是不願意去做大腸鏡檢查，無論我怎麼說，她都不肯），為此我們已經有了大半年的拉鋸戰，我反覆勸她，可她就是油鹽不進，不肯去醫院，於是又不了了之。這回只過了幾天時間，她打電話說她肚子疼，吃完東西之後吐了。我讓她趕緊去醫院，可她還是拖到第二天早上才去。醫生聽了描述，觸診之後就說摸到腫塊，直接安排住院，辦好住院手續後就做大腸鏡檢查。當護理師把檢查報告拿給我，我看到升結腸癌的結果後並沒有打算隱瞞她，當場把報告拿給她看了，說回病房找醫生商量治療方案。我媽也沒有太大的反應，回病房後醫生說 CT 結果也出來了，好在沒發現轉移的跡象，要盡快進行手術。因為結腸癌的影響，她有中度貧血，術前先透過輸血調理。

　　這就是個右半結腸癌教科書似的例子，大便習慣改變、腹瀉、腹痛、貧血 —— 典型表現。

積極正面的影響很重要

我媽手術時的同間病房有位 80 多歲的老太太，大概家裡有「年輕基因」，她和她的 5 個兒女都不顯老。老太太 20 多年前做了結腸癌手術，這回造瘻口破潰來重新造瘻。老太太身體好、精神好、能說會道，我媽受她影響，明顯能感覺到狀態好了許多。加上醫生來術前談話說難得遇到一個像我媽這樣身體底子好，沒有什麼基礎疾病的病人，他們對手術態度很積極，我媽聽了心裡又更有底一些。

因為臨近國慶假期，手術排得很滿，她下午兩點多才進手術室，手術結束已經是晚上 8 點，推回病房放好監測儀沒過多久她就開始嘟囔，我們也聽不清，於是趕緊叫了值班醫生。醫生湊近聽了半天後說：「我還是第一次聽見有病人結束手術說餓的。」又告訴我們沒問題讓我們放心。一下子，我們都大大鬆了一口氣。

沒想到第二天，我媽搞了我一個措手不及。我到病房的時候，我媽說她要吃飯，我說要等到排氣之後才能吃東西。她說她早上排氣了，還去洗手間上了廁所！我愣在當場，然後去問醫生，醫生也很驚訝，說先少吃一些流食吧。我媽術後恢復很快，3 天後出院，7 天之後就回了她自己的住處。我提議請個看護每天上門幫她煮飯，她不肯，說她自己可以，從那以後基本都是她自己料理自己的日常生活。

右半結腸癌總體來說預後較左半結腸癌要差，我並沒有把這個消息告訴我媽和家人，醫生也很默契地沒有提。首先我認為她是否知曉這個消息，並不影響她的治療；其次，這可能會讓她和家人平添無謂的焦慮，壞情緒對當時的情況有百害而無一利。我會時不時地告訴她結直腸癌是癌症裡面預後比較好的，何況她的癌細胞並沒有發生轉移，只要按醫生制定的方案來就行。有一次她說，不幸中的萬幸是自己不用帶著「便袋」過日子，我才意識到可能在之前她確實為此擔憂過一陣子，她一開始肯定以為結直腸癌都會造瘻。或許對於癌症病人來說，一方面為壽命發愁，一方面也在為生活品質或者說有尊嚴地活著與否而擔憂。類似不用帶「便袋」這樣病情中的「小驚喜」，病人和家屬都應該好好抓住，讓它們成為穿透陰霾的陽光。從那以後我會在「只要按醫生制定的方案來就行」後面再加上一句，「治療結束之後就可以恢復正常的生活了，想去哪玩就去哪玩」。

真正的考驗來了

　　經歷過手術之後有一種劫後餘生的輕快，但等在前路的卻是一場持久的考驗，不知什麼時候就會冒出個關卡。

　　癌症病人和家屬最擔心的莫過於轉移、復發。我媽從術

後第一次複查（也就是第一次化療的時候）開始，就提示
腹膜後腹主動脈左旁及左側髂血管旁多個淋巴結腫大。淋巴
結腫大可能的原因很多，最糟糕的自然是轉移，尤其是這些
腫大的淋巴結在術前的影像中並沒有顯示，我一邊告訴自己
應該是反應性的（良性增生），否則醫生一定會找我談話，
但一邊又控制不住地擔心。我馬上去找了醫生，醫生說這個
到底是轉移還是反應性的不好說，但他傾向於認為是反應性
的。他認為目前透過活檢化驗來確定性質並不是好的選擇，
可以做化療再看看，如果明顯縮小或者繼續增大且增多，就
有可能是轉移；如果沒有明顯變化，那就繼續觀察。頭兩回
我看複查結果的時候都是萬分緊張，幸好每次複查結果都是
「腹膜後腹主動脈左旁及左側髂血管旁多個淋巴結腫大，數
量及範圍大致同前」，然後我才逐漸放下心來。

　　術後 20 多天，我媽入院進行第一次化療。第一次化療並
不難熬，藥物的毒性反應不太明顯，除了皮膚反應外沒有出
現明顯的消化系統、造血系統的症狀。住院期間我媽從病友
處得知不會掉頭髮後，又大大鬆了口氣，看來女性到什麼時
候都是愛美的。第一次化療出院後她精神狀態和身體狀況都
不錯，覺得化療也不過如此，但隨著化療次數的增加，不良
反應日益明顯，食欲下降、造血功能下降、精神不佳，身體
上的不適似乎影響了她的心理狀態，她好像對病情的態度沒

有先前那樣積極。我跟她說這是正常現象，複查結果也都很好，等所有化療結束後身體狀況就會慢慢恢復，但這些安慰並沒有產生多大作用。於是我只好請醫生把相同的話又對她說了一遍，她聽了之後明顯放下心來，對於病人來說醫生的話果然更有說服力。

化療不光會有短期的副作用，還可能產生長遠的影響，對於我媽來說，最嚴重的莫過於高血壓。第三次化療時，她就出現血壓升高，後來明確診斷為高血壓，需要長期服藥控制。其實很多時候，相較癌症本身我更擔心她高血壓的問題，就怕她嫌去醫院麻煩，不好好按時按量服藥，不好好監測血壓。好在到目前為止，她還算願意遵照醫囑，其中也有附近的社區醫療群的功勞。一開始我媽說要把附近的醫院指定為高血壓「門診特殊病種」醫院時，我是不太贊成的，事實證明我多慮了。這幾年社區醫療服務做得不錯，負責我媽的醫生是個年輕的女孩子，態度好、有問必答，每次都叮囑她下次來回診拿藥的時間。我媽還向我大大誇讚了這位年輕醫生一番，猜想這也是她每次都按時去就診的動力之一。所以我覺得類似高血壓、糖尿病這類慢性疾病的日常監測、拿藥，最好是能就近解決，社區醫院不像大醫院那樣擁擠，醫生也能在每個病人身上投入更多時間，是個不錯的選擇。

化療結束也不意味著身體的恢復，疾病本身的影響加之

治療的副作用需要時間來慢慢消除。我媽化療結束後一年左右整個人的精力都大不如前，需要的睡眠時間也比較多，甚至可能吃飯吃一半去瞇一會兒再起來接著吃。有時候她打算出門去逛逛，可能換好衣服、收拾好東西就又覺得沒精神不想去了。四肢也有輕微的水腫，淺表的淋巴結摸上去會有些硬硬的感覺，她自己覺得「血脈不通」。這些情況醫生也沒有太好的辦法，只能讓她好好調養加上適度鍛鍊。化療結束後半年左右的時間，比較麻煩的是吃東西，一方面是需要補充營養，一方面又沒有食欲，以前愛吃的東西好像都失去了吸引力。我一直勸她要好好吃東西，飲食要均衡，沒食欲就一次少吃點，少量多餐，但一定要保證營養。她自己也清楚這一點，但讓沒食欲的人吃東西真的是件難受的事情，用她自己的話來說就是「硬往下灌」。好在這種情況在半年後漸漸有了好轉，偶爾她還會向我們推薦她吃到的美食。針對四肢「血脈不通」的情況可以輔以適度的推拿按摩，我媽每天都會自己按一按，沒事的時候用小按摩錘敲一敲，不知道是按摩起了作用還是時間的功勞，一年過去，突然有一天她就說好像不怎麼腫了，整個人都比之前有精神很多。

　　很慶幸我媽到目前情況還好，沒有轉移復發的跡象，所以治療過程大致就是上面這些，下面分享一些前文沒寫進去的零碎內容，沒有時間線，想到哪就寫到哪吧。

化療要不要置管

我覺得是需要的。化療藥物刺激性很大，中心靜脈管徑粗，血流量大，能快速稀釋藥物以減少對血管的刺激和損傷。當然，是否置管是自願的，有個別病人確實就是每次做化療都打留置針。還有的病人使用人工血管，人工血管埋在皮下，照護更容易，對日常生活的影響更小，使用的時間也更久，但植入時相當於做了個小手術，個人覺得對我媽當時的情況來說沒有必要。

醫院開設有專門的導管照護門診，化療期間定期到門診檢查、維護，使用過程中我媽沒有發生過敏、感染等問題，穿上有領子的衣服完全看不出來。

能不能吃辣椒

「能不能吃 ×× 東西」長期位居癌症病人話題榜前三名，對於某些「無辣不歡」的人來說「×× 東西」裡最受關注的莫過於辣椒。讓這類人不吃辣椒簡直是酷刑，那像我媽這樣的腸癌病人能吃辣椒嗎？

她從確診到手術之後大約 2 周是一點辣椒也沒吃的，後面慢慢有吃一點，化療的幾個月期間也沒有刻意戒辣椒，但肯定比以前吃得少了，現在基本和生病前差不多，我們家

本來也說不上吃得有多辛辣。醫生也說不用戒辣椒，只要不吃過多就行。飲食中恢復辣椒之後，我媽整個食欲都比戒辣椒期間好了許多，對於她來說，適度的食用辣椒沒有影響病情，反而有助於正常飲食。當然這事也因人而異，不可照搬。

怎麼進行日常健康管理

日常健康管理是一個既簡單又極其複雜的事情，尤其是對於身體狀況不太好的病人，有條件的話可以請專業人士幫助制定健康管理方案。我媽情況還不錯，雖然比不上生病前，但自己料理日常生活完全沒問題。

生病之後大約一年的時間裡，我對她的飲食和日常運動並沒有刻意要求，只告訴她注意營養均衡，要經常散散步。一是那段時間裡因為生病和手術、化療等的影響，她的食欲和體力都比生病前差了很多；二是她嘴上沒說，但心裡肯定是擔憂自己的病情的，心理上需要慢慢適應調整。我認為在這段時間裡最重要的是精神上的放鬆和身體上的恢復，所以沒必要去設定太多規範，吃飽、睡好，適量運動，管理好血壓就可以了。

經過大約一年的休養，體力的恢復和諸如水腫、手部皮膚色素的消退讓她自我感覺好了許多，心理上的憂慮也減輕很多。在她已經度過了擔心存活期的問題而開始恢復正常生活的時候，我也開始對她提出更多日常生活中的小要求，比

如少吃紅肉、加工肉品，水果量不能影響到正餐的量，保證一定的運動量控制好體重等。

出院後怎麼吃、怎麼鍛鍊、有什麼注意事項，可以在出院時諮詢醫生和護理師，但醫護人員很難幫每個病人制定詳細的方案，病人和家屬也需要不斷摸索學習，尤其是一些需要長期護理的病人。臺灣癌症防治網（http://web.tccf.org.tw）上護理專欄有針對病人和家屬的飲食與康復、癌症護理、術後體能鍛鍊等內容，稿源都來自各個正規醫療機構的醫護人員，比其他網路上來源不明的文章更可靠。

另外大家也可以看看美國國家癌症資訊網（NCCN）腫瘤臨床實踐指南（Clinical Practice Guidelines in Oncology）的生存者指南（Survivorship），裡面包含了身心、疼痛、睡眠、預防保健等方面的內容，雖然針對的是專業人士，但看一看能有個總體的了解，尤其是裡面預防保健一節的內容，對體力活動、營養和體重管理、膳食補充劑的使用都有涉及，對日常健康管理也有幫助。網路上能查找到翻譯，病人和家屬可以一起看。NCCN除了針對專業人士的腫瘤臨床實踐指南，也有病人指南（Guidelines for Patients），目前一共有36個癌種的病人指南（圖1），以結腸癌為例（圖2），裡面包含了結腸癌的基礎知識、各類治療相關的知識、後續護理、如何選擇治療方案等各方面的內容，雖然不一定都適用於所有人，但還是能提供一些有用的資訊。

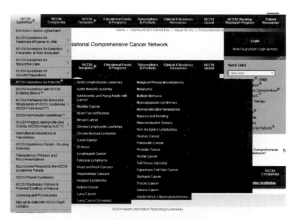

圖 1 癌症病人指南目錄

Colon Cancer

Contents

6 How to use this book

7 Part 1
Colon cancer basics
Explains what cancer is and how it affects the colon.

13 Part 2
Treatment planning
Describes the health care needed before treatment.

23 Part 3
Overview of cancer treatments
Briefly describes the treatments used to cure and control colon cancer.

34 Part 4
Treatment guide: Nonmetastatic cancer
Presents treatment options for colon cancer that hasn't spread to distant sites.

43 Part 5
Treatment guide: Metastatic cancer
Presents treatment options for colon cancer that has spread to the liver, lungs, or other areas.

52 Part 6
Follow-up care
Presents the recommended care after colon cancer treatment.

57 Part 7
Treatment guide: Systemic therapy
Presents the order of drug options for advanced colon cancer.

68 Part 8
Making treatment decisions
Offers tips for choosing the best treatment.

77 Dictionary

81 Acronyms

82 NCCN Panel Members for Colon Cancer

83 NCCN Member Institutions

84 Index

圖 2 結腸癌病人指南（目錄）

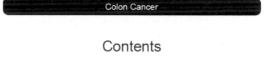

做腸胃鏡檢查是種什麼樣的體驗

　　客觀而言，做腸胃鏡檢查不是什麼愉快舒適的體驗，但是，也沒有難受到不可承受。目前還沒有其他檢查能完全替代腸胃鏡檢查，所以短暫而可忍受的不適與健康相比是值得付出的。而且現在無痛腸胃鏡已經相當普及，許多醫院都能做，這也大大降低了病人的不適感。但無痛腸胃鏡也不是人人都能做，要視個人的身體狀況而定。

　　對於大多數人（少數特殊疾病病人可能需要洗胃等準備工作）來說胃鏡檢查前的準備相對簡單，按要求禁食禁飲即可。如果有長期服藥的情況提前告知醫生，醫生會交代該怎麼辦。我媽是胃鏡和大腸鏡檢查一起做的，所以並沒有特別為胃鏡做檢查前的準備。她做的無痛檢查，一針麻醉藥睡一覺，沒有什麼特別的感覺，檢查完之後也沒覺得咽喉有不舒服。等候室的其他人也有做普通胃鏡的，有的咽喉反射敏感覺得很難受，有的覺得插進去那一下有點難受，後面就沒什麼感覺了，總之因人而異吧。

　　大腸鏡比起胃鏡來準備工作上更麻煩一些，第一步檢查前的腸道準備就不太美妙。腸道準備每家醫院可能不完全一樣，但大同小異。上午的檢查，頭一天就需要低渣飲食，以免影響腸道排空，18：00以後禁食，然後就是服用瀉藥，個人覺得這是生理上最難受的步驟，一方面需要在規定時間內

喝下大量飲用水，另一方面瀉藥的口感實在不怎麼樣，不是苦也不是多濃烈的怪味，反正就是不好喝（但經過我媽和病友們的經驗交流後發現，也有人覺得蠻好喝）。喝瀉藥和跑廁所斷斷續續數個小時，一晚上基本是沒怎麼休息。做無痛大腸鏡之前需要埋一根留置針。

做完大腸鏡之後沒有什麼特別不適的感覺，只是檢查時醫生為了看得更清楚會向腸道裡灌氣，所以檢查完肚子裡的氣體需要一段時間才能排出，在這期間不適合做腹部超音波等檢查。

總之，腸胃鏡檢查不是多麼舒適的體驗，但卻是目前最直接有效的檢查方式。

健康時購買醫療保險很重要

有些人在身體健康時不會想到要買保險，個人覺得大多數人就是無法接受在沒病沒災的時候「讓保險公司賺錢」。我媽生病前兩年，我挑選了某一款實支實付醫療保險推薦給我媽，她說她在社區大學認識的朋友們都說不用買，公司有團保，平常還有勞健保，根本不用自己另外買，言下之意我被賣保險的騙了。

於是她生病除了健保的部分其他都是自費。在治療結束

前我並不清楚期間會發生什麼情況,最終會花多少錢,所以心裡不免擔心手上的錢不夠,從她準備手術開始,我就把存款盤算過一遍,如果遇到意外情況(比如手術不順利,在加護病房住的時間延長)能撐多久,如果我手上的錢用完了能想哪些辦法等。其實我媽整個治療過程算是很順利,很多情況下這樣的大手術術後會先進加護病房觀察,我媽情況不錯就直接推回病房了,整個治療期間除了高血壓用藥沒有產生癌症治療之外的任何費用,第一次手術住院產生的費用最多,大概有 20 多萬元,後續化療每次自付部分約有 5、6 萬元。

雖然治療的費用還談不上散盡家財,但數萬元的支出對普通家庭來說也並非小數目,等到她化療快要結束,大家的注意力都從疾病本身逐漸轉移到錢的方面。我有時候會想我媽為什麼那時候不聽我的話,卻要聽她那些朋友的話而堅決不買保險;有時候又怨自己為什麼要和她賭氣,那時候自己幫她投保不也可以嗎?

在沒病沒災的時候購買一份適合的醫療保險很重要,它無法讓你不得病或者保證生病就一定能治好,但它能讓你和家人在面臨疾病、在需要做抉擇的時候,不必在金錢和人倫之間煎熬。當在醫院看多了無能為力、人世百態,你就會知道面對疾病時,能免去經濟上的後顧之憂有多重要。

面對疾病，何以待他，何以自處

我遇到過有的病人家屬把所有責任、負擔都攬到自己身上，甚至放棄自己的生活；也有的病人脾氣暴躁，把負面情緒不管不顧地釋放到身邊每一個人身上。每個人的情況不同，每個家庭的情況不同，每個人在不同階段的情況也不相同，這裡我只說說我和我媽的相處之道。

我知道癌症對一個人會產生巨大的影響，但我也清楚地明白這種影響並不局限於病人本人，而是波及所有的家人。所以我雖然會照顧我媽的情緒，但不會一味遷就。我媽在生活上通常是比較獨立的，我並不會一直把她當作「病人」來對待。手術後她趁我上班偷偷回她自己的住處，又否決了我幫她請看護的提議，堅持說她自己能照顧自己，那我就不會想方設法、絞盡腦汁非得讓她妥協，而是關心她的情況，如果發現她確實沒辦法照顧好自己，再採取行動。她化療期間除了前兩次我陪著的時間比較多，後面幾次都是和醫生保持聯絡，偶爾去送點吃的順便探望，或者她有需要告訴我去解決。

個人覺得病人和家人應該在一定程度上處於平等地位，過於遷就和太過關愛會時刻提醒他們自己是「病人」，提醒他們得了「不治之症，可能來日無多」，對病人來說未嘗不是一種心理上的負擔。而這種遷就很多情況下不過是家人出於擔憂的「忍讓」，大多數時候是難以持久的。長此以往，

壓力累積，對所有被疾病波及的人都不是好事。面對癌症時，大家往往只關注了疾病本身，而忽視了它對人們心理上的影響，當你覺得難以承受時，找貼心的人甚至心理諮商師聊聊或許是個不錯的選擇。

現階段的苦惱

　　生病的人大致可以分為兩類，一類人非常關注疾病，求知若渴，時刻關注相關的資訊，當然他們的媒體識讀能力有高有低，收集到的資訊、學到的知識有真有假；另一類人基本不關注自己所得疾病的相關資訊，也不願意學習相關知識，甚至有意地迴避。我媽就屬於後者，一開始大概是因為心裡害怕，自我防衛機制開啟，有意迴避疾病相關的一切資訊。我在那個時候也覺得這沒什麼，甚至對她有好處，突逢變故，盡量減少心理上的負擔。但後來問題就漸漸突顯出來了，我發現她從「自我保護式」的不管不問不關心，變成了固有錯誤思考下的自以為是。她對癌症以及癌症治療的印象還停留在 10 年前，並且故步自封，絲毫不願意接受新的知識，同時還有一種好了傷疤忘了疼的「無畏精神」。

　　她結束化療後複查了兩次都挺好，後面她就開始不願意按時去複查了，一開始我催她她還願意去，現在已經發展到三

催四請才肯去醫院。我問她為什麼不按時去複查，她說她自己感覺好多了，不想去複查。而且醫生向我反映她拒絕做腦部核磁共振檢查，我讓她聽醫生的，她說腸子上的問題要是都轉移到大腦了還有什麼好治的（可能多半還覺得醫生是在讓她做一些沒必要的檢查好多收錢）。我說現在治療辦法多得是，有很多癌症病人帶瘤生存好些年。她又說之前的治療她已經受夠了，以後都不想再做了。我都不知道說什麼才好，只覺得什麼都不懂不可怕，最怕就是像她這樣自以為知道得很清楚，又固執己見的情況。我說她是好了傷疤忘了痛，她就不說話了，一副「我的天線已經收起來了，接收不到任何訊號」的模樣。

這就是現階段我最大的煩惱，目前除了該回診時對她「電話轟炸」外，還沒想到任何能一勞永逸的辦法。一方面覺得氣惱，另一方面又安慰自己「這大概也算是病好了，有精力讓人操心了」。

最後嘮叨幾句

我並沒有要告訴大家該怎麼做才對的意思，在面對疾病這份答卷裡沒有標準答案，我只是希望能透過分享自己的經歷，提供更多的角度，倘若能為大家提供些許幫助，我心甚喜。

（本文作者：苒苒）

一寸光陰一寸金

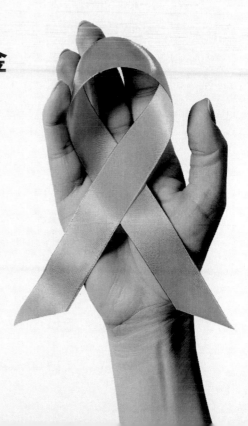

　　「您的生命餘額已不足，請及時加值。」作為一個過於理性的男人，我幾乎忘記了流淚的滋味，哪怕被「宣判」時，也很坦然，但是當主治醫生說距離「菊花」（肛門）2.5cm保不住，那一刻終於突破了我的底線，原本波瀾不驚的情緒瞬間崩潰了，淚在眼裡開始肆意地打轉，只是硬撐著沒流下來。作為一個涉獵「易理」、看淡生死的人，我對這一幕早就有心理準備，年齡也不小，知識也夠多，對自己的情況心知肚明。

　　這幾年作為一個居家全職投資者，除卻每年有 1 個月在外旅遊，其他 11 個月，每天站立或走動的時間恐怕也就半小時之內，要麼是從電腦走到餐桌，要麼是從電腦走到馬桶。確診的 9 天前聽到要做顯影 CT 檢查，我就心裡有數了（之所以是 9 天，第一次大腸鏡取病理樣本在腫瘤最「胖」的中部和上端取，無異常。主治醫生堅持要做第二次，在腫瘤下端鄰近肛門處取，終於發現癌變）。但無法保肛真的讓人很沮喪，所以談及手術安排時我也想賭一把，換家醫院換個醫生，在 5 分鐘時間裡思慮再三，最後咬著牙含淚對主治醫生說：「明天做，我認了。」但淚始終沒流出來。醫生也私下和家屬說過，如果我年輕 10 多歲，他會主動勸我轉診。

　　齒狀線（直腸黏膜）距肛緣 2.5cm（術後病理 2cm），癌變組織已經跨過肛管和直腸的交界線，埋在內括約肌中，

這種情況即便硬要保肛也必然破壞齒狀線，也就是說將來便意會部分消失，而且內括約肌被大部分切除後，排便也很難控制。恢復一年之後，若是每日平均蹲 5 次廁所都可以燒香拜佛了；如果飲食控制得不好，偶爾某天蹲幾十次也是有可能的，跑慢了還會拉在褲子上。例如痔瘡，若是在齒狀線靠上那叫內痔，而齒狀線下的那就是外痔。齒狀線以上是自律神經，不敏感，靠下則是脊神經，痛覺敏銳，便意就是齒狀線下這 1cm 區域產生的。癌變組織距離齒狀線的距離「寸十寸金」。位置低得過分了，有些事就沒法強求。

　　由於家境尚可，確診次日清早我就急不可耐地「破罐子破摔」在當地醫院接受手術，匆忙地未曾仔細考慮過陪伴我幾十年的它（肛門）的去處。事後跟親朋提及也落得不少埋怨，暫不提周邊幾間醫院，單單全國排名靠前的醫院裡就有 3 個在 10 公里範圍內，甚至均有近親任職。可能我真是昏頭了，反正病發在這麼低的位置去哪裡都逃不過一劫。等待確診結果的 9 天裡，我一直在醫院裡趴在床上餓著肚子滑手機看小說、玩遊戲。下床只為兩件事，一是去上廁所，二是到了飯點，躲在室外抽根菸消磨時間再回病房。腸道做第一次大腸鏡／病理時就已經做過清腸，只等病理結果一出來就立刻上手術臺，每天我百無聊賴地躺著等結果，等家人送各種「飛禽走獸」的補湯。遇到主治醫生就纏著碎碎念：「醫

生您催下病理科，趕緊送結果出來，全家人現在連菜都吃不了⋯⋯」「不是不是，醫藥費沒問題，我意思是每天幾桶雞湯、魚湯、排骨湯這樣送來，我在這裡猛喝湯，全家人在猛吃肉，大家都消化不良了，又捨不得扔掉，長此以往都受不了啊！」

我這樣心地善良、有責任心的人是不會眼睜睜地看家人受罪的。好吧！為了全家人的健康，我改喝豆漿，一天好幾杯豆漿。別覺得太多，如果認真按熱量計算一天得喝 8 杯才夠人體消耗。太餓時我還溜出醫院去買水果，後半夜餓得輾轉反側起來偷吃東西還被護理師抓到，另有 3 次吃完後主動去「自首」。不是我主動去找醫生自首，真是太嚇人了，竟然接連發生了蘋果、番茄、橘子過敏，吃完之後手臂、面部、頸部、胸口像被一堆蚊子聚餐過。我算是過敏體質，有破傷風和青黴素過敏史，也有些酒精過敏。從記事以來 30 多年跟醫院絕緣，只去診所吊過兩次點滴，所以沒有新的過敏原案例。但這次生病做 CT 檢查時發生了顯影劑過敏，後續做化療又在第五個療程滴注到 1/3 時發生奧沙利鉑過敏，前 3 次藥物過敏一概都是皮膚試驗沒有問題，正式注射立刻出問題。奧沙利鉑過敏也是正常輸了 4 個療程，在第五個療程時忽然發生的。那幾次連續水果過敏猜想是營養不良導致體質虛弱，連日常從不過敏的東西我也無福消受了。

其實對於腫瘤距肛門位置較近的病人，還有一條保肛的光明大道。有些醫院的治療理念是輔助治療前置，視放化療效果再決定是手術還是長期觀察！大約40%的病人放化療後病灶消退，其他各方面也符合條件便放棄手術進入漫長的觀察期，這四成幸運兒有半數會在未來的幾年陸續復發／轉移，反正每隔幾個月複查一次，發現萌芽狀態的問題再處理就好。把需要做的手術補上，小腫瘤好處理，而且復發位置或許不影響保肛。有30%的幸運兒會因為保住了肛門而大大受益；少量原本術前術後均無須放化療直接永久造瘻的Ⅰ、Ⅱ期病人因過度治療反受其害；只有極少數病人會付出更大的代價。但付出些代價賭一把還是值得，不保肛就意味著切除整個內括約肌並傷及周邊的神經和血管，對男性而言，有很大機率會影響性功能，不過低位保肛成功的病人也有部分機率發生性功能受損，一般位置越高越安全。而且腹腔本來是填得滿滿的，忽然少掉一些東西，變得空虛了，膀胱可能會順勢移位一點；雖然它變得更自由，生活空間更開闊，此時在同樣的角度用同樣的力，排尿恐怕沒以前那麼順暢了。

手術前一夜我十分忙碌，特意借來一臺筆記型電腦，整理幾十張銀行卡的卡號密碼，對應的手機藏在哪裡，各種金融機構帳戶的帳號密碼，各種債權、私房錢的分配，幾個稀奇古怪的遺願。整理完已經凌晨4點了，打包上傳，電子信

箱設定好定時發送，7 天內如果沒去修改或取消就分別發送出去。弄完後我迷迷糊糊就睡著了，過了三個鐘頭半夢半醒間被推去手術室，醒來時便是下午了，身上插著各種管子。麻醉還沒徹底消退，雖然沒用止痛器但也沒什麼問題，其實手術後直到出院我都沒被術後疼痛的問題影響。可能是因為我比較懶，下床運動偏少吧。手術當日自然是不吃不喝，次日也是勉勉強強忍了一上午，鑑於腸道通暢，終於下午開始喝粥了，術後第三天就愉快地吃起了鍋燒麵，一點點蔥花一點點油，我感覺這簡直是龍肝鳳髓般的美味。吃到一半就打電話讓家裡再煮一鍋，就這簡簡單單的鍋燒麵，我狼吞虎嚥甘之如飴地連吃了三頓，難以描述這三頓的暢快。

　　每天這麼吃，並逐步試探吃些不屬於流食、半流食的東西，我終於在品嘗了發酵過的牛肉餡餅後迎來了排便困難，吃了那頓飯後 50 個小時都還沒排出東西。我的情緒和食欲都低落下來，剛好這時拔導尿管，拔管後的第一次小便總是異常艱辛的。前面我提及了一部分原因，還有一點是插了導尿管都會有的反應，插管時間越長，排尿困難持續的越久越嚴重。開了水龍頭，站在小便斗前聽著潺潺水聲半天，我始終沒能尿出來，等了十多分鐘後總算有收穫，隨後靠熱敷，小便困難終於緩解了一點，效果有，但有限。無意中發現看相聲或段子，在笑的瞬間膀胱容易產生「靈感」，只要抓住那

一瞬間的「靈感」，大功告成。提醒下有前列腺問題的病友們，插導尿管千萬別太久。另外因有文獻顯示奧沙利鉑可引發尿滯留（雖然是機率很小），所以術前經歷過化療的朋友也多注意一下拔尿管的時間點。

　　非 T4 期的一二期腸癌只要不牽涉低位保肛，手術難度不高，如果同時位置低到無法保肛，那就更容易了，按教科書一步步做就行。我是 T3N0M0，距離肛緣 2.5cm，尺寸 46mm×40mm×25mm。如果距離肛緣 3～5cm 是不可能在這個小醫院做，因為手術難度會提高幾倍。但如今這就只是很普通的手術。不過術後當日就發現我的左腿神經受到些損傷，肌力倒是沒問題。醫生一直說是手術時間過長，手術時姿勢壓迫了神經，過些時候就正常了。如今時間久了腳和小腿倒是沒異常，左大腿還是感覺不敏感，如用棉絮輕輕蹭大腿皮膚，我感覺不到，還偶爾會肌肉痠痛。

　　對於需要留置永久造口的病人，畢竟它是要陪伴你走完一生的，要注意下位置是否適合。當然要留臨時造口的病友也該注意一下，畢竟你們也得被困擾個一年半載。有的醫院在術前一兩日護理師或醫生拿著造口袋底盤與你溝通並最終在肚皮上「選址」，畫個圈，手術後你未來的造口就「喬遷新居」落在那兒了。「選址」的原則如下：造口盡量迴避繫皮帶處，整個底盤迴避原有疤痕、肚臍、坐姿時的皮膚皺

褶。需要留永久造口的病友在術前請主動跟醫護人員多溝
通，這事雖然既無關生死，也無關美觀，但位置偏個兩三公
分會讓你後半輩子不便。我見過某病友的永久造口，離肚臍
很近，導致底盤無法正常黏貼。

　　術後十幾天裡我的造口旁因為有個尚未癒合的小刀口，
底盤在那個位置黏貼不夠持久，經歷了幾天麻煩後直接放棄
了常規的雙片式造口袋，改用單片式造口袋，使用後直接移
除丟棄。對於新病人，因為缺少經驗，外加術後創口需要頻
繁清理或檢視恢復情況，術前可以去網路上買些單片式造
口袋預備，先用便宜一點的練習，病情穩定下來再認真去挑
選適合自己的品牌及款式。我日常換造口袋和大部分人不同
的是，清洗汙物的水是在 30 ～ 50℃的溫水中加一點點鹽，
0.8%的濃度類似生理鹽水，濃度方面一定要嚴格控管。

　　術前、術後和康復中都會有一個很頭痛的事 —— 腸阻
塞。預防腸阻塞的方法一是保持基本的運動量，二是避免過
量食用大魚大肉和其他不易消化的食物。每個人的身體條件
不同，對於一個理性且有基本健康知識的人而言，最了解你
身體情況的並不是醫生，而是你自己。過於依賴病人間口
耳相傳的經驗難免有「道聽塗說」的嫌疑，不妨隔幾頓飯
吃些白芝麻、黑芝麻、火龍果、西瓜、茄子。在之後排出的
大便中很容易發現它們的蹤跡，漸漸總結屬於自己的飲食規

律。運動方面也因人而異，雖然我年輕，恢復得也不錯，但本性太懶，日常運動量也就每天走 3,000 步，不過為了促進腸道蠕動會有些鍛鍊運動，如站著扭扭腰、前後左右的晃動肩膀，反覆踮腳尖，對於難以下床的病人可以側臥抖腿或扭腰，一方面防止下肢靜脈栓塞，另一方面刺激腸道蠕動，最後就是順時針揉腹部。

術後幾日如臨大敵的事除了吻合口滲漏那就是靜脈栓塞了，對於血栓的預防方法一是藥物預防，二是保證運動量。這兩點幾乎人所共知，還有兩點需要特別提及，避免按摩，即便下肢不適需要按摩也只能用抓癢般的力度，再就是避免熱水泡腳（35 ～ 36℃的水無妨），因為可能會增加靜脈栓塞的發生機率。

大病之後總有一個永恆的話題，忌口。一些不良的飲食習慣是要改變的，但也無需糾枉過正，有心了解的人可以去查閱各種數據和資料。

各國的各種癌症發生率世界衛生組織有數據公布，胃癌發生率居前三位的國家分別是韓國、蒙古、日本，中國居第四位。清一色是東亞文化圈，共通點是飲食太鹹。此外，喜歡吃醃漬食品、蔬果比例低也是重要因素。

忌口這個永恆的話題就適可而止，最起碼整個治療及康復階段不要為此煩心。總有人喋喋不休地說癌細胞喜歡糖、

喜歡某某，所以不能吃，吃了會復發等，這些人太需要好好研究營養學了。對於食物而言，萬物皆是糖，無論瓜果梨桃、雞鴨魚肉、米麵奶豆，糖不是生存所需熱量的唯一來源，還有脂肪和蛋白質，但所有食物最終都能在體內轉化為醣類。癌細胞對營養的攝取是一種掠奪性的，假如癌細胞需要一碗飯，你身體需要三碗飯，若你吃三碗，結果是一碗歸它，兩碗歸你；若你吃兩碗，你和它平分。若癌細胞無法在血液中獲取份量足夠的葡萄糖，你的脂肪會被迅速分解，若到了骨瘦如柴連脂肪都沒有的時候，接下來被分解的就是你的肌肉，這就是癌細胞沒有人性的特點！有一定比例的癌症病人直接或間接是因營養不良而死亡。

我身材略微高瘦，很久前體重一直穩定在 83kg 左右，入院時因病消瘦到 81kg，術後第二天是長久以來最瘦弱的時間，在切了約 30cm 腸子的狀態下體重是 75kg，術後 15 天恢復為 81kg，至今長期穩定在 82 ～ 83kg 之間。一些不良的生活飲食習慣當然要改，如鹽比以前少兩成，紅肉也減少一點，用白肉替代，飯量比以往少一點，盡量不剩，含亞硝酸鹽的東西刻意迴避，改變最明顯的是水果比以前多吃一倍。在手術一年半載後，刀口、吻合處、其他傷口均照護不錯的話，適度吃些辛辣是無妨的。

在臥床無聊期間我加了些病友群組，其中有個群組以

午輕人為主，裡面很多病友是低位保肛的，Ⅳ期 3cm、Ⅲ期 4cm 等等各種類型都有，我這種臨床分期為ⅡA期就失去肛門的瞬間變成異類。

同樣病況，保肛與否存活率能差 20%。如果年輕 10 歲，我也會賭，甚至有朝一日若病情惡化，也會主動選擇放棄生命，有尊嚴地離開。但眼前，尊嚴是自己的，命是一家老小的，為了父母妻兒我就認了。

病友群組裡有個肝癌轉移的 20 多歲年輕人，他時常從醫院跑去網咖通宵玩遊戲，有次通宵後白天也不睡又去電子遊戲場玩了一上午，中午拿著手機聊天才漸漸睡去，真是讓人瞠目結舌。對癌症不畏懼是對的，但請你也給予生命基本的尊重好不好，不過年輕人經歷了一次腸阻塞和一次急救後已經改邪歸正，除了偶爾在網路上買些零食，沒有什麼囂張的行為了。

手術後養好身體，我就遵照醫囑開始化療了，半數的ⅡA期病人是不需要化療的，我因為腫瘤略大而且術前有點半阻塞的症狀所以就選擇了化療。化療藥發揮過藥效再透過肝腎排出，肝腎難免不堪重負，所以化療中往往附帶有保肝的藥，每次新療程開始前也會檢查肝腎功能。中藥不像西藥是經過提純的單一產物，其成分複雜，放化療期間對於各種中藥、偏方、神醫、保健品，都應適當迴避，如須服用中

藥也應向主治醫生彙報。就像活血化瘀的藥物或多或少會促進微血管增殖，這個附帶的效果在術後幾十天內是利大於弊的。貝伐單抗這款用途很廣泛的標靶藥物，它的藥理是抑制血管增殖。最讓人不放心的是，很多原本藥理和典籍裡沒有此類功效的藥物也會冷不丁出來添亂。例如，黃耆並不算是活血化瘀的藥物，但它也能促進微血管增殖，尤其是提取出的黃耆多糖，效果明顯。有些病人會在放療階段尋求減少痛苦的藥物，因為可選擇的藥物很少，他們往往會接觸到麩胱甘肽（Glutathione），這藥修復輻射損傷是有效的。因為用量不過是每天零點幾克，放療結束時總是會有剩餘。這藥的功效很多，近乎內外兼修，外能美白肌膚，內能修復受損黏膜，還能保護白血球，修復放療損傷僅僅是它的「兼職」。這藥的主要功效是修復各種飲食、藥物、重金屬、乙醇導致的肝損傷，肝硬化、脂肪肝，排毒效果很強。大家普遍覺得眼前一亮，排毒、修復肝損傷，可化療階段吃了這個，那你就算上當了。我承認服用麩胱甘肽在化療階段的感受會非常好，多年前有相應的雙盲臨床試驗，反應很好，尤其三四級的神經毒性，麩胱組發生的機率為 0%，而安慰劑組是 26%，但我覺得是否使用還需要斟酌。原因是奧沙利鉑的核心成分是鉑，藥物的副作用和療效，都是它引起的，鉑比重幾乎是鉛的兩倍，也是重金屬的一員，非常合麩胱甘肽的

胃口，奧沙利鉑吃進去還沒來得及發揮作用，就被麩胱甘肽「截擊」了。副作用和藥效都大幅度削弱。甘草類藥物及綠豆湯在化療階段也同樣不妥。

有病友會擔心化療結束一兩個月後還有副作用殘留，是否不可逆了，這個不用過早擔心。奧沙利鉑注射後 50% 進入紅血球，12% 在血漿中游離，38% 跟血漿中的蛋白質結合。紅血球中的鉑會以極慢的速度釋放至血漿並再次被蛋白質接收，血漿中的鉑一部分會被蛋白質拿走，另一部分被代謝排出體外。5 天後的分布大致分別是 40%、1%、30%；22 天後的分布大致是 28%、0%、0%。與紅血球結合的鉑清除很慢，在用藥後的第 22 天，紅血球結合鉑的水平為血漿濃度的 50%，而此時大多數的總血漿鉑已被清除，可能 21 天一個療程的用法是這樣來的吧。在以後的用藥週期中，總體或不被離心的血漿鉑水平並無顯著升高，而紅血球結合鉑出現明顯的早期累積效應，按代謝的效率估算，第四次或第五次化療就是奧沙利鉑真正的血藥濃度，之後只要身體沒垮，就不會比上一次更痛苦。至於結束治療後何時可以徹底離開這片陰影，時間略長，奧沙利鉑的神經毒性平均需要停藥後 13 周才消退。化療徹底結束一段時間後開始吃麩胱甘肽排毒，應該是無礙的，但對之後神經毒性的消除效果就不太明顯。還有一個相對可靠的藥物可以在化療期間輔助使用，那就是

鈣片，原理雖然不太清楚，但降低奧沙利鉑不良反應的效果是存在的，當然對這類沒多少錢一瓶的藥不要抱有過高的期望。

　　重病病人還有一個永恆的話題，就是提高免疫力。例如，很多肽類、多糖類產品對免疫力的提高是很有幫助的，你該發現你的注射清單裡會有它們的身影，可以與醫生溝通，每次住院化療多注射些，醫保範圍內有七八種類似的藥品，沒必要去網上每月花幾千元買些來路不明的產品。

　　非IV期病人化療，不需要過度追求要在醫學中心等級的醫院就診，針對腸癌就那幾種化療藥品、標靶藥和免疫療法藥品。每種分期該用什麼藥、每個階段該用什麼方案組合，可選擇的餘地並不多，實在不放心也可以去大醫院拿了方案然後到自家附近的小醫院執行。量力而為就好，大醫院做什麼事都需要排隊等候，讓人頭痛，動輒坐車幾小時，排隊排上半天，就診可能不到 10 分鐘。現在各種醫療服務類 App 這麼多，大可以在一些 App 裡挑你心儀的大醫院和名醫去徵詢診療意見和用藥方案。癌症是個慢性病，需要的是細水長流式的診治和康復，並不是一戰定輸贏，雖然每個環節都對預後和存活率有影響，但終究是一個長期抗戰般的漫長過程，不要把所有的精力、財力和耐心孤注一擲。我勸過一個年輕女孩不要為了幫她父親治療而辭去外地的高薪工作，也

不要請假，專心工作，別打斷自己職業生涯的上升期，因為她未來將是整個家庭的經濟支柱。說句實話：對於大部分家庭，在癌症面前，錢比愛可能更有療效！

前面我還說自己忘記怎麼哭了，但抵擋不住化療藥物對淚腺的刺激，第一個療程用藥就開始品嘗起淚水的味道了，幾乎哭了一下午，起因是在網路上看了一篇病人的日記。一個 28 歲的女人捨不得錢去醫院檢查，撐到晚期才確診。肝癌肺轉移不具備手術條件，從確診起她撐了四個月零一天，普通家庭出身的她經濟能力並不寬裕，熬到最後一個月還發生了骨轉移。我一面感動於她的頑強，一面感動於她夫家的支持，又心碎於她每日承受的痛苦。因為我是側躺，淚水會很「便捷並很隱蔽」地流到枕頭上，陪病的妻子一直沒覺察，直到發現我流鼻涕才一臉驚恐地說：「你怎麼感冒了？快量下體溫。」一個如此貧窮的家庭肯自費為存活率極低的IV期肝癌兒媳婦付出，去的是大醫院，甚至用了需要自費的標靶藥物。

病況嚴重至斯，才會懂得什麼叫做：一寸光陰一寸金。

到了所有藥物都產生耐藥性或無效時才會真正懂得：寸金難買寸光陰。

我在悲劇中算是幸運兒。腸癌在癌症中屬於相對溫和、存活率較高的病症。對於消化系統癌症，腸癌算是「友好」

的種類。不要得個腸癌就覺得天塌了、老天虧待你、所有人都該幫你一把。根據衛福部統計，如排除國內十大死因前 3 位的惡性腫瘤、心臟疾病及肺炎，平均壽命將可分別提高 3.84 歲、1.56 歲及 0.91 歲，顯示惡性腫瘤對平均壽命的影響最為明顯，且惡性腫瘤已連續 40 年居國人十大死因首位。癌症是老年性疾病，近 20 年來，臺灣癌症時鐘年年增速，對比 2002 年每 8 分 24 秒一人罹癌；如今每 4 分鐘就有一人罹癌，增速之快，讓人吃驚。以前因為醫療資源不夠普及，一般民眾的健康常識不足，較沒有定期體檢的習慣，因此發病時診斷出來往往為時已晚。

事情已經發生，時光無法倒流，那就坦然面對、積極治療，當然除了治療之外也要記得為家人買份醫療保險。除去遺傳因素，飲食因素在腸癌發病中占一定比重，一個家庭的生活、飲食習慣往往是接近的，家人患病的機率總比常人要高幾成。因此，為家庭成員分別買一點醫療保險是很有必要的。尤其是年輕人，在經濟狀況尚未穩定，也不確定對保險的規劃時，定期險是對小資族負擔最小又能享有保障的好選擇。

病友們普遍都羨慕我的心理狀態好，看得開。其實我有個哭笑不得的原因，就是生病後沒心思打理自己的投資，把錢扔在銀行生利息，因此躲過了一波金融浩劫。還有個原因

是發病前我買過一些保險，多是實支實付的，如果當初不小氣地斤斤計較而多買些保額，我的情緒和心理狀態會更好。躺在床上進行第一個化療療程的時候就跟陪病的妻子在不停地探討（讓她辭職陪病了整整半年，幸好當時已經不缺那份薪資了），理賠金入帳後幫家裡大門換個防靜電的電子鎖；買個新書櫃；等天冷了，去東南亞旅遊，吃點便宜的海鮮和水果，尤其是很少吃到的榴槤，還要做些蒜蓉小龍蝦⋯⋯就像兩隻躲在窩裡過冬的老鼠抱著一大堆儲備糧食探討，分享哪個堅果更美味，那份溫馨與窗外凜冽的寒風、住院的沉悶時光湊在一起相當「違和」。

　　就在這種溫馨的場景下，第一次化療就搞定了，除了發生一次反胃和大腿一段動脈血管發炎以外都很順利。第一個療程總是相對容易些，反胃後抱著塑膠袋熬 10 分鐘就沒事了。我總共做了 5 個療程，反胃總共就 10 次左右，而沒忍住吐出來的只有一次。這可能得益於第一次嘔吐後去網路上買了止吐貼片，使用後反胃的力度和頻率都明顯降低。化療引起的嘔吐就是因為藥物損傷了胃黏膜，止吐一般是雙管齊下：減少胃酸和抑制中樞神經。放射治療階段需要每天接受治療的人，可以考慮選擇改良式的止吐貼片，可提供穩定、持續的血中濃度，有效預防治療引起的嘔吐感。

　　至於卡培他濱是氟尿嘧啶的衍生品，有腐蝕性，會導致

下肢血管受損，有異常時就把兩條腿分別測溫比較一下，有部分溫度異常偏高那是靜脈的問題，溫度偏低多半是動脈的問題。因為對於肌肉疼痛我嘗試過阿斯匹靈（Aspirin）和布洛芬（Ibuprofen）無效後，本著神農嘗百草的精神又試了培達（BetaTab），血中濃度還沒到時間就感到疼痛減輕，隨後因為這藥對血壓和心率似乎有不良影響就減至 1/4 劑量維持。第一個療程的卡培他濱吃完隔日，果然兩腿溫差就消失了，事後針對這處血管做彩色超音波也看不出什麼異常，只口服川芎嗪（Ligustrazine）和低劑量培達控制。

化療並不是只有這些讓人痛苦的副作用，還可能有意外收穫。這也算正能量吧，化療後有些病人發現灰指甲沒了，足癬沒了，尖銳濕疣沒了。有朋友自嘲過：「哈，癌細胞死沒死不知道，折磨我十幾年的真菌先被消滅了，只希望它們都別復發。」

這話不是開玩笑，手術做了，放化療做了，但誰也不敢保證你體內的癌細胞已經被清理乾淨了，也沒人敢保證日後不復發或不轉移。

藥物不是萬能的，之所以化療方案一般會有兩種、三種甚至四種藥物同時使用，很少會採單方化療，是因為大部分藥物單方的有效率可能就兩成，複方化療因藥物之間的增效、增敏效果大致可以認為是四五成。例如奧沙利鉑跟氟尿

嘧啶有增效增敏，能實現 1+1 ＞ 2 的療效；亞葉酸鈣雖然沒有任何抗腫瘤的藥效，但和氟尿嘧啶配對時可以造成增效減毒的效果。而常見方案的藥物配對除了考慮藥物之間是否有增效或降效，還會考慮每種藥物不良反應的類型。例如，兩種藥都會引起強烈腹瀉，不宜合用；而這兩種藥一種會引起腹瀉，另一種會引起便祕，或一種可引起高血壓，另一種可引起低血壓，這配在一起就會好一點。

任何一種治療手段也都會考慮到 CP 值和受益程度。通常 I 期腸癌病人不化療，II 期 A 病人如無高危險因素也不建議化療。但 II 期 A 高危險病人，還有 II B、III期、IV期病人都要化療的根本原因就是受益。

化療是殺敵一千、自損八百的舉動，健康人做了也必然影響預期壽命，假設化療期間不降低生活品質，唯一的副作用是減少兩三年壽命。拿 I 期病人舉例，並不是說他就萬事大吉，10 人中也會有 2 人復發、轉移。這 10 人裡有 1 人提前預防性地做化療有效，1 人因為基因和體質原因選擇何時做化療並沒有區別，因為他體質對藥物不敏感；另外 8 人完全是健康的人，進一步治療是白花錢、白受罪。

不能為了這 1 個人多活幾十年，就讓其他 9 個人減少壽命吧？況且等腫瘤復發轉移時再針對性地治療，或許也能康復，無非多付出一點代價。

　　所以Ｉ期病人無需化療是定論，而無高危險因素的 2A
期病人也是類似情況，也不建議這個群體做化療。

　　臨床治療的資料都是透過嚴謹的實驗總結而來，白紙黑
字地告訴你，存活率是多少，每個藥的說明書裡也會告訴你
副作用有哪些，甚至每種副作用發生的機率及輕重，都會清
清楚楚地告訴你。

　　而某些混跡網路世界的「神醫」和偏方只會告訴你，
誰誰誰多少年前吃過他的藥，沒死。事無絕對，或許吃了他
的藥，真有機率讓你康復，並稀里糊塗地活著，但我還是建
議病人及家屬理智對待病情，相信科學，不要盲目地拿生命
去賭。

　　癌症的預後是否良好除了日常說的高危險因素外，還有
兩點：一是基因突變；二是腫瘤的發展方向，是往腸壁深處
浸潤性生長還是向腸腔隆起性發展。浸潤性的就比較棘手，
往往你感覺到異常時已是晚期。明明確診時腫瘤不大，但它
或許已經直接穿透腸壁向盆腔、腹腔裡植入了。而隆起性
的因為更容易在腸道裡形成堵塞壓迫，往往會在癌症早期被
發現。

　　回家散漫了十幾天，回醫院開始第二療程化療時，我才
明顯感覺到壓力，食欲不振，主餐的飯量只有第一療程化療
時的六成，而且開始挑食了。某次吃馬鈴薯燉排骨，才吃

了 4 塊肉我就感覺再硬吃會吐。好在加餐和零食方面變化不大，一開始是蛋白粉＋奶粉，順便吃幾塊小點心。吃不下就用喝的，先勉強維持住體重。

第三療程化療時我的感覺更明顯了。不過已有先前的經驗，吃東西時略有感覺「風吹草動」我就會停幾分鐘，先緩一緩，才沒有因為吃東西而難受。我這邊活蹦亂跳，有一位進度比我略快的病友就慘了，剛注藥就昏睡（止吐藥發揮的是中樞神經抑制作用，會有催眠的副作用，也會抑制腸胃蠕動引起便祕），中午醒了看見別人吃飯，他竟然看吐了，熬完一大止要開心地回家，剛出醫院電梯又吐了。之後我出現了口腔潰瘍，懷疑是化療藥物引起的黏膜損傷，開始自行吃些穀維素（Gamma Oryzanol），確認過原料和製作過程沒啥可顧慮的，屬於既物美價廉又可靠無副作用的營養品類型。穀維素能緩解奧沙利鉑的神經傷害，理論上也能緩解嘔吐和口腔潰瘍。

第四療程化療時，奧沙利鉑的神經傷害累積得更多了，但痛苦程度沒有更深。因為接受到一些資訊，我這種病情用這個方案 4 個療程跟 6 個療程的預後接近，甚至 4 個療程的存活率還會多出一點，我決定第五療程做完再停。家人煮了乳鴿湯，我看了一眼就覺得反胃，聞了聞更難受，壓根不敢喝，只象徵性地吃了幾塊肉。好在並不排斥油膩，涼拌豬

頭皮、烤雞、烤鴨、炸雞、蔥爆羊肉、牛排我都吃得還算開心。

　　結果「意外之喜」發生，第五療程的奧沙利鉑輸了1/3，我過敏啦！打了兩針無所不能的地塞米松（Dexamethasone），然後撤下奧沙利鉑，只繼續輸注提高免疫力的輔助用藥並口服卡培他濱。不過按常規流程，奧沙利鉑過敏發生時應該是觀察一兩個小時，消退後再繼續滴注，並適當減慢速度，如果再次過敏才正式停藥。但很多滴注的化療藥配藥後擱置過久會遇光分解，所以奧沙利鉑擱置幾小時後再使用其藥效是降低的，即便日常使用時都是在棕色的避光針筒和避光袋中。奧沙利鉑過敏的發生雖然相對隨機，但發生的中位時間其實是在第四或第五療程，尤其藥量累積到 1,000mg後更易發生過敏，我就是藥量在 1,100mg 左右發生的（每次250mg）。

　　奧沙利鉑最讓人頭痛的是代謝變緩慢，如果有病人客觀上身體堅持不下去，主觀上又想盡可能地把原定的化療做圓滿，不留遺憾，可以嘗試和醫生溝通下如下的方法。例如，我第五療程的奧沙利鉑雖然沒完成，但算上歷次體內殘留和最後輸進去的 1/3 劑量，體內的藥物接近第一療程用藥當天的血中藥物濃度的 75%，依然有一定的濃度，隨後使用氟尿嘧啶或氟尿嘧啶的衍生品卡培他濱，奧沙利鉑增敏增效的作

用依然能發揮出部分。對於那些已經快撐不住的病人,和醫生探討下,能否把原本聯合方案中的奧沙利鉑,改成隔一次用一次,借用奧沙利鉑半衰期長的特點,實現 1+1+0+1=4,中間暫緩一下或許比提前終止化療要好。

原本我覺得拔掉 PICC,結束化療後就海闊天空了。拔管的那一刻,竟然有些戀戀不捨,當時還調侃自己,插在身上這麼久有感情了吧。漸漸發現不是那麼回事,持續幾個月的治療,已經習慣了,也許是悶在家裡,悶得過於空虛,我居然發生了和曾被我調侃過的老人家同樣的症狀:有藥才心安。以前就調侃,為什麼這麼多老人熱衷於買來路不明的劣質保健品,每個月幾萬元甚至更多地往裡扔。因為他們除了恐懼還寂寞。化療幾個月,風雨無阻地吃藥打針這麼久,我真的有些依賴和習慣於跟藥物朝夕相伴,如今忽然沒得吃、沒得打,有如百爪撓心啊!總想著再吃點什麼來鞏固身體。病友們如果也有類似「症狀」的話,家屬別讓他幫騙子「數鈔票」了。化療結束後,我拿著最近一次的檢查報告和化驗單,去中醫院開點中藥調理身體。

另外,食物調理機對於消化功能受損或是需要補充營養物質的癌症病人是有很大幫助的,但酵素之類的可就不大好說了。

曾遇見過一位腸癌術後 16 個月的大姐,我無法理解她

做過大腸鏡、做過腸造口的人竟然會沉迷於排毒、宿便、酵素、素食這類概念，她似乎還糾結於轉胺酶持續莫名偏高，我揣測這可能是酵素的功勞。酵素≈酶≈蛋白質。人體內目前已知有 5,000 多種酶，而酵母是含酶種類最豐富的物質，似乎有 4,000 種。我們日常在商家中見到的酵素，其實就是各種酶的大雜燴，至於這碗酵素中含多少種酶，每種酶又有多少量，誰也說不清楚。

蛋白質進了腸胃會被分解成胺基酸然後才能被吸收，體內器官根據需求合成胺基酸，製造出身體需要的蛋白質。腸胃並不會因為你自稱是酵素而優待你，也一樣將你分解成胺基酸，而且這些還不一定是人體最需要的那些胺基酸。

有很多朋友問過人蔘皂苷（Ginsenoside）及其補充品是否有必要服用，我沒法直接回答。人蔘、海參我吃過不少，不過這類萃取物對於有特殊疾病，如：使用癌症／糖尿病／抗凝血藥物、腎臟病等狀況，就需要特別留意。尤其是器官移植、自我免疫疾病的病患，因為需要長期服用抗排斥藥或免疫抑制劑，但發酵紅蔘等蔘類保健食品具有免疫促進功效，所以服用蔘類保健食品可能會干擾藥物作用。

人蔘、海參、蟲草、燕窩，為何只有亞洲人熱衷，為何歐美國家的海參只有日本遼參價格的 1/7 ？其實不是品質有問題，而是 CP 值不高。人蔘我也持續吃了十幾年，但僅

限幾百塊一兩的花旗蔘小蔘片；海參我也吃，但只吃國外進口的；多醣肽類產品（比如靈芝等等）我也吃，但不是在中藥行和網路上買的，而是在正規醫院買成分接近原料的保健品。

唱徹陽關淚未乾，功名餘事且加餐。也不說什麼華而不實的詞了，謹祝大家吃好喝好。

（本文作者：AA糖）

相信會有奇蹟，
我們就是奇蹟

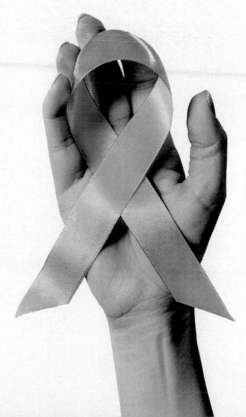

希望透過分享這段治療經歷，幫助更多和曾經的我一樣因初遇直腸癌而迷茫、害怕的朋友。

如果你剛剛得知自己或親人、朋友不幸得了直腸癌，別害怕，你不是一個人在戰鬥，更別多想，結果未必會是你想像的那麼糟。

如果你慌亂無措，不知道該做什麼好，也許我的經歷能幫助你了解目前直腸癌的治療流程和經驗，告別慌亂，冷靜面對。

面對直腸癌，我該怎麼辦

2018 年 9 月的一個晚上，爸爸突然一個電話打過來說媽媽出事了。我乍一聽還以為媽媽出了車禍，萬萬沒想到，是因為 9 月初媽媽發現自己便血，以為痔瘡犯了，於是和爸爸去醫院治療痔瘡。醫生看到大腸鏡的檢查結果嚇了一跳，當即送切片到病理科檢查，並且明示爸爸，90％ 的可能性是得了直腸癌。準確的檢查結果要過幾天才能拿到，醫生讓爸爸和媽媽回家等消息。爸爸為了不讓媽媽擔心，一直等到回家後，才偷偷走出家門打電話給我。

癌症，這是一個光聽就讓人感到痛苦絕望的詞彙。就連從小到大為我遮風擋雨的爸爸，在電話裡的語氣也是慌慌張

張的，指望我能出點主意。雖然一直知道父母遲早有年邁生病的一天，只是沒有想到這一天來得如此突然、如此迅速。

此刻說自己太年輕，沒經驗，也很害怕，都無濟於事了。只有自己堅強起來，面對困難，才能撐起這個家。於是我快速穩定爸爸的情緒，告訴他先不要亂想，我們一起等醫院的確切檢查結果。

之後我開始在網路上瘋狂地查詢各種與直腸癌相關的數據。可惜的是，目前能詳細介紹直腸癌的數據非常少，大多書籍也是講癌症，但並非單指某一種癌症。能看到的，大多數是直腸癌病人在網路上求助的問答。我內心非常絕望的同時，又告訴自己，結果沒有出來之前，不要自己嚇自己，要冷靜等待結果。

整個治療階段中，在等待醫生診斷消息前的這段時間裡，內心的煎熬程度恐怕排名前二。對檢查結果的未知恐懼，時刻在折磨著自己，電視劇裡人得了癌症很快就死亡的畫面不斷浮現在腦海。在媽媽完成整個治療後，我才發現電視劇裡對癌症的描述，對沒有經歷過的人有相當嚴重的誤導。現實情況是得了癌症，除非是癌細胞擴散全身的晚期癌症這種極度糟糕的個例會在短時間內死亡，其他絕大多數情況都是可以透過科學的治療延長生命。即便癌細胞擴散了，經過治療，病情也可以得到一定程度的控制。因此千萬不要

慌亂，自己嚇自己，尤其是在檢查結果並未確定的情況下，一定要冷靜。如果條件允許，可以多查查資料，科學地認識直腸癌。用最樂觀的心態面對，同時做最壞的打算，想想萬一確診為癌症，該如何治療，才是我們唯一該做的。

雖說保持冷靜談何容易，但除了冷靜面對，我們沒有其他更好的方法。

找對醫生需要運氣也需要充分的準備

如果不幸診斷出直腸癌，也不要太恐慌，如何讓病人接受最合適的治療才是急需解決的問題。選擇治療方案這個過程非常關鍵，幾乎影響了接下來所有治療的效果。

我爸媽居住在一個偏遠小鎮上，當地醫院治不了直腸癌這類大病。爸爸當時建議去市中心，一是離家比較近，二是市中心的醫療資源相對多很多。所以在檢查結果出來的第二天，我就請假帶著爸媽去了市中心的大醫院，開始接受一系列身體檢查。檢查血液、大便、尿液、心電圖、血壓，腹部、胸腔核磁共振……一天檢查下來，年邁的爸媽都累得精疲力盡。因為結果要一週後才能出來，所以爸媽先回老家，我回自己工作的縣市繼續上班。

過了幾天，結果出來了，我已經做好了長期在醫院作戰

的準備，於是拖著行李箱去了醫院。主治醫生看了核磁共振的檢查結果，發現腎上腺還有腫瘤，不確定是否是癌細胞轉移，所以建議我們做 PET-CT（Positron emission tomography–computed tomography，正子電腦斷層掃描），並建議我們到大型醫學中心做進一步的檢查。

因為沒有時間去研究哪個醫生更好，當時我只有一個原則，誰職稱高、又有適合的時間就掛誰的門診。經歷了掛錯門診、時間不適合等很多波折，終於在 10 月 11 日，我們遇到了李教授的醫療團隊。10 月 12 日正式入院，開始術前準備。

在求醫的路上，我們幸運地遇到了很多好醫生，也遇到了很多好病友。當然，也不幸地走了很多彎路，比如一開始就應該直接去醫學中心就診，這樣也許能更早開始手術。

所以我的經驗是：

1. 在自己和家人能接受的範圍內，找最好的醫院和醫生。這不是小感冒，經驗豐富的醫生、醫療設備先進的醫學中心，與一般的醫生和醫院相比，治療效果還是有些差別的（具體差別在後文會有具體描述）。

2. 事前做充分的準備。在查出直腸癌後，一般還有一個切片檢驗期，利用這幾天時間，盡可能查詢資料，尋找身邊能找到的一切可利用的人力、物力資源，確定醫生，

確定醫院。另外，有些醫院 App 有線上問診功能，提前問一下，總比一趟趟跑醫院問醫生，來回奔波好很多。

在求醫的道路上，沒有誰不走彎路。關鍵是時刻保持耐心、冷靜和理智，永遠不要因為一點小困難就放棄或者埋怨，尤其是在病人面前，這樣只會增加病人的心理負擔。

如何選擇醫院

很多朋友在初期很迷茫，不知道選擇什麼樣的醫院。其實我的建議一直很簡單，在能力範圍內，選擇最好的醫院。

我們面對的畢竟是直腸癌，並不是小感冒。一個好的醫院和醫生，帶來的不僅僅是更先進的治療，還有很多意想不到的好處。

我們當初就是先選擇了我們老家那邊的市立醫院，也是評鑑合格的醫院，我相信如果在那裡也會得到很好的治療，但我們選擇換到了大型醫學中心。這個選擇是幸運的，也是明智的。原因有幾個：

醫生技術更好，經驗更豐富

在市立醫院，媽媽做核磁共振檢查的時候檢查出腎上腺上也有陰影。醫生無法直接判斷那是什麼，要求我們做穿刺

和 PET-CT 檢查，不搞清楚那塊陰影是什麼，他們不敢對直腸癌進行手術治療。聽到這個消息，我們真的是急瘋了。我不懂什麼醫學，我只知道聽懷孕的朋友說羊水穿刺有多痛苦，媽媽還沒上手術臺，倘若光檢查這一關就掉了半條命，我不忍心，這是我選擇去醫學中心就診的原因之一。當我帶著媽媽的檢查報告給醫學中心的腎臟科專家盧教授看時，盧教授說保證 90% 是良性囊腫，讓我們趕緊治療直腸癌。

事實證明，媽媽腎上腺的陰影問題確實不需要優先解決。因為，為媽媽治療直腸癌的專家也一直判斷為良性囊腫，而且一路治療下來，這個囊腫並沒有任何變化。我想說這就是經驗的可貴之處。我不敢想像，如果還在市立醫院，我媽媽還要做腎臟穿刺，這會耽誤多少治療時間。

在市立醫院治療的時候，醫生也是非常盡責，而且也多次建議我們去其他大醫院問問治療方案。年輕的醫生也是為了保證手術的安全，只是因為沒有經驗，更依賴檢查結果（我沒有責備他們的意思）。我們一路遇到的都是好醫生，感謝你們。

去醫學中心會不會花更多的錢？其他醫院我不敢保證，說句實話，我們在醫學中心治療省了很多錢。比如，省了很多沒必要的檢查。醫學中心從檢查到手術，再到住院的各種雜費，都是公開透明的，且沒有多收一分錢，有的甚至比一些私立醫院更便宜。

護理人員經驗更足、更專業，護理流程更全面

大醫院的護理師，分工明確，而且技術要求高，在面對直腸癌病人，尤其應對病人情緒方面是很有經驗的。

氛圍更輕鬆

綜合考慮下來，這是我建議選擇大醫院的最主要的原因。一個輕鬆愉快的治療氛圍，對病人和家屬來講，都是可遇不可求的。一直愁眉苦臉的媽媽，每次在醫學中心通知入院的時候，都是開心地揹著小包包，樂呵呵地去醫院。她知道入院意味著手術，但明顯她相信醫學中心的醫生能治好她的病，她對那個讓她去鬼門關走一遭的地方一點也不排斥、不害怕。這就是醫學中心的魅力。

綜上所述，選擇好醫院，一定要在自己能力範圍內。如果家裡經濟條件本來就不好，還要舉家去人生地不熟的異地城市治病，這是非常困難的。建議就近就醫，不要衝動。癌症的治療是一個長期的治療，並不是我們去找個名醫把個脈，拿點藥回家就能解決的。從經濟和精力上，都是長期考驗。理智決定，盡全力就好。

多問問術前術後的照護總是沒有壞處

術後的護理是一個團隊完成的事，這個團隊裡有醫生、護理師、家人，可能還有看護、病友的幫忙。

醫生和護理師負責整體手術前後的進展和用藥，家人負責最多的就是飲食和造瘻護理。當然，病人的心理狀態也是家人需要關注的一部分，這個我會單獨在後面說，這裡就不多講了。

作為家人，在團隊裡扮演的角色至關重要卻又很多都不懂，所以此時多問，問醫生，問護理師，問看護，問病友，多問總沒有壞處。雖然可能會遇到如醫生因為太忙而不耐煩回答問題的小挫折，但不要害怕，不要害羞，大膽去問，小心求證。只要用心，即使是複雜、長期又關鍵的護理也一定能做好。

術前飲食

飲食方面，據我所知，直腸癌的手術前並沒有什麼飲食禁忌。用醫學中心醫生的話來講，就是「反正過兩天就要手術了，現在想吃什麼就吃，對病情影響不會很大」。我喜歡這麼霸氣的說法，所以我帶著我媽在病房裡吃麻辣燙、麻辣鍋（醫生不讓我們走出住院部）。其實挺不厚道，因為全病

房的人都看著我們，他們想吃不能吃的眼神真的很難受。感謝大家沒有把我們轟出病房。

術後很長一段時間飲食都是嚴格限制種類的，如果你喜歡吃火鍋，那不好意思，至少 2 個月後才能勉強可以暫時選擇性忘記飲食清淡的醫囑去吃火鍋。所以，術前想吃的話還是盡量滿足，吃好了心情才好，心情好病才好得更快。

術後飲食

飲食遵循「溫水—湯—流食—軟食—正常飲食」的規則，也就是從容易消化到恢復正常的過程，為強行暫停的消化道預備重啟，慢慢恢復其功能的過程。這個過程很關鍵，也很費力。

手術剛出來，直到病人排完氣，是不能吃喝任何東西的。在這個期間，醫生和護理師會建議我們用小湯匙裝半匙溫水打溼病人的嘴唇即可。這段時間，病人的嘴唇最容易感覺到乾裂，在醫院裡學到一個技巧，就是切一片薄薄的黃瓜片，貼在病人嘴唇上，既能長久保溼，也清香提神，緩解術後痛苦的心情。

病人排氣後，就可以從喝溫開水，到喝米湯，再到後面能吃流食、半流食，直至恢復正常飲食。在這個過程中，不能吃辛辣生冷、不易消化的食物，而且要保證營養，還要考慮到病人胃口不好，要吃開胃可口的飯菜。

這對於不經常做飯的我和爸爸來講，每天讓媽媽吃什麼，真的是個大難題。

　　我們參考了一些書，也問過不少朋友和熱情的病友，很多人推薦烏魚湯，可以加速傷口癒合，而且做法很簡單。所以我一直煮烏魚湯給媽媽喝。不知道是不是烏魚湯的功效，媽媽的傷口恢復得非常好。

　　烏魚湯並不是特別好喝，加上本人廚藝不行，我又開始想方法，比如燉乳鴿湯，我們吃肉，媽媽喝湯；後面她可以吃流食了，我開始把烏魚片加入粥中燉煮。為了保證充分的營養攝取，我們也試著做雞肉粥、蒸蛋、餛飩，榨果汁、蔬菜汁等。

　　每次問醫生，有沒有需要忌口的，醫生總是回答不需要忌口，但總會有無數病友告訴我們，要忌這忌那。不管怎樣，辛辣生冷食物還是要注意一下，剛開始建議不要吃豆製品，包括豆漿、豆腐、豆奶之類的，原因很簡單，豆製品吃了腸胃容易脹氣，怕影響傷口恢復。

　　其實，自己能吃什麼、不能吃什麼，自己和家屬多注意，多總結經驗。先嘗試吃一點，沒事就繼續吃，如果出現不消化或者其他不舒服，就停止不吃了。比如牛奶，很多病友說不能喝，醫生又說沒關係。我們該聽誰的呢？其實個人來講，牛奶是很好的營養來源，媽媽一開始一直不敢喝，在

我再三的要求下開始喝，一直到現在也是每天堅持喝牛奶，應該對她身體的恢復有幫助。

不管怎麼樣，媽媽的術後恢復都挺好的。也可能是媽媽身體底子好，也有可能是爸爸和我照顧得好（喜歡往自己臉上貼金），也可能是醫生手術技術高超，用藥到位，綜合各方面原因產生的效果。特別是第二次造瘻口復位術，因為造瘻長時間被大便浸泡，術後大腸的連線處很容易感染，感染就會引起化膿、腸水腫、腸壞死等各種問題，所以我和爸爸比第一次手術更加小心護理，從飲食到媽媽的一舉一動都格外注意。雖然在出院前，傷口有一點點感染，但我們又幸運地逃過一劫，順利出院了。當時已經是臨近 2019 年春節，全家人都已經做好了在醫院過年的心理準備。

造瘻，直腸癌病人專屬的大難關

直腸癌病人手術都會面臨一個問題，是否需要造瘻？造瘻是臨時的還是永久的。最幸運的是不用造瘻，最不幸的是永久造瘻。大多數人都是臨時造瘻。當大腸上的手術切口恢復得差不多，就可以做造瘻復位術，把腸子接回去，病人不用長期帶著造瘻袋生活了。

在醫院，會有護理師和看護幫忙護理造瘻，但病人早晚要出院，所以家人還是盡快學吧。

造瘻的護理主要就是更換清洗造瘻袋和清洗造瘻口。我作為一個有潔癖的人，沒覺得多噁心，反倒覺得自己換才放心。可能和媽媽處理自己孩子的大便一個道理，不會嫌棄。當年媽媽含辛茹苦照顧我們吃喝拉撒，現在是該我們回報她的時候了。

也有些病友，每次自己在洗手間對著鏡子自己更換。真的很佩服這麼堅強的病友。

造瘻袋分為一次性和多次用造瘻袋，像我媽媽這種幾個月後就會手術復位的病人，建議用臨時的造瘻袋，因為更舒適一些。用法其實差不多，多次用的方便更換，但是對皮膚不是很好。造瘻袋更換的具體操作過程，只需要細心、耐心，並沒什麼技巧可言。

對病人而言，更換造瘻袋的過程是感覺非常羞恥的，即便是面對家人。所以我們要放鬆心態，不要覺得這是一件很噁心的事情。我在更換的過程中，通常還和媽媽有說有笑，既轉移了她的注意力，也能讓她覺得我們並不介意她肚子上開了一個排便口。

病人的好心態，通常需要家人的支持。如何讓病人有個好心態，通常就是這些細節讓她感受到溫暖。每當媽媽感到

不好意思時，我就會笑著說：「我小時候，你可沒少幫我換尿布吧？！」媽媽自然會心一笑。

加強和病友及家人溝通，遠離負面情緒多的病友

病友，可以說對病人的治療和康復影響至關重要。因為作為家人或者朋友，我們很難對病人說「感同身受」，我們沒法感同身受。但是病友可以，他們同病相憐，說出的每一句話都直達病人內心。所以一定要密切注意病友為病人帶來的影響，如果是一個整天抱怨、負面情緒過多的病友，及早勸病人遠離。應和積極向上、樂觀接受治療、對未來充滿希望的病友多接觸、多聊天。

我媽媽一路走來都很幸運，幸運地遇見了醫學中心的好醫生，幸運地遇見了一群好病友。他們在治療、康復和日後恢復正常生活的每一個環節，都對媽媽影響至深，遠超於我。

和媽媽一起做直腸癌切除術的一共有 6 位病友，其中 3 位病友因為病房離得近，又都是兒女在照顧，所以很快熟悉起來。其中一位病友是大學教授，70 多歲了，精神矍鑠，面對手術沒有一點膽怯，術後恢復也是最快的。直腸癌確診後，他一直自學各種關於直腸癌的資料，自己看檢查報告、

病理報告……也一直以樂觀堅強的心態影響著身邊每一位病友。真的讓我非常佩服，我們小一輩的都尊稱他為劉爺爺。

還有一位病友是一直經營火鍋店的潘叔叔，膽小的潘叔叔在上手術臺前嚇得出了一身汗，但手術後，他也是積極樂觀配合治療。從潘叔叔身上，我看到一個男人對生命的尊敬和不捨，也看到他熱愛生活、樂觀開朗的一面。術後恢復沒多久，在我媽媽還膽顫心驚想著辛辣生冷不能吃的時候，潘叔叔的兒子告訴我，他已經開始吃火鍋、打麻將了。雖然潘叔叔吃火鍋的這種行為不值得提倡，但熱愛生活的精神還是為大家帶來了不少歡樂和希望。

另外一位病友是我媽媽個人聯絡特別多的病友，甚至到後來變成我乾媽的柳阿姨。她做了一輩子的服裝生意，2017年剛剛退休回家，第二年就查出了直腸癌。柳阿姨是一個話很多、很愛八卦的人，在護理師已經把做手術的病床推進了病房，她居然說等一下，要跟我媽把幾句話說完了再走，大家都哭笑不得。就這麼一個愛說話的柳阿姨，術後一直堅持每天跟我媽媽通電話，相互了解治療方法和病情，吐槽身體的各種不適，直到現在，和我媽媽感情很深。她們病情好轉了，一起慶賀；病情加重，身體各種不適難以忍受的時候一起吐槽，互相加油打氣。

很感謝命運讓我們遇到了這麼多好病友，感謝一路走來

所有的病友對我們的支持和幫助。這種相互扶持是家人做不到的。沒有他們，就沒有現在笑咪咪面對每一天生活的媽媽。是這些病友讓媽媽她在治療直腸癌的路上不覺得是孤軍奮戰。感謝在治療過程中給予媽媽支持、安慰、鼓勵的每一位病友！

如果需要化療，這將是一次萬里長征

說到癌症的治療，大多數人第一反應不是手術，而是化療，還有恐怖的副作用。掉頭髮、全身不適、精神萎靡……想想都很害怕。

誰說得了癌症就一定要化療？有很多初期的病人，手術完就可以回家了，根本不需要化療。所以這也是我開頭已經說過的一個問題，不要在什麼事情還沒有發生的時候想太多，自己嚇自己。

到底需不需要化療，需要手術後（也有手術前）醫生根據術後病理報告或者檢查結果來決定。

直腸癌的化療一般以一個月為一療程，病人入院後先進行各種身體檢查（包括血、尿、糞常規檢查，心肺功能檢查，有時候也會做核磁共振／深度 CT、超音波等檢查），檢查結果出來後，滿足化療條件則開始化療。

化療分靜脈滴注化療藥和口服化療藥兩種。每個療程點滴 3 天，口服 21 天，一共 24 天，休息 7 天再繼續下一個療程。具體用什麼藥，在手術後會有一個藥敏測試，根據測試的結果決定用什麼化療藥。

　　我媽媽口服的藥是卡培他濱、咖啡酸片（Caffeic acid Tablets）、昂丹司瓊片（Ondansetron）、奧美拉唑（Omeprazole），剛開始還有護肝丸，後來考慮醫生建議就沒有用了。

化療副作用

　　直腸癌的化療，有的人副作用比較嚴重，有的人比較輕。嚴重的有藥物過敏性休克，手腳起泡掉皮、皮膚粗糙，不能接觸涼水否則手臂發麻，嘔吐，沒食欲，精神萎靡等；比較輕的就僅僅是精神稍微有點萎靡，食欲稍差，不能碰涼水。我媽媽就是幸運的後面一種，堅強樂觀的劉爺爺則是前面那一種。有一次他化療完突然暈倒在地，幸好護理師及時發現，緊急輸葡萄糖液沖淡體內的化療藥物救回了一命。

　　具體什麼副作用，完全根據個人體質決定，沒有辦法預防，也沒有辦法改變。

　　化療前檢查結果不滿足化療條件怎麼辦？

　　化療對身體的傷害是非常大的，特別是週期性靜脈化療後會出現骨髓抑制，血液裡的白血球和血小板低。很多人檢查結果不滿足化療條件，大多數是這兩個數值低於正常值

太多。此時醫生會暫停化療，透過打升白針（即給予重組
人顆粒球刺激因子）減緩骨髓抑制，提升白血球，打介白
素 -11[007] 提升血小板水平，當檢查結果滿足化療條件後再進
行化療。如果打升白針一直效果不明顯，那就需要回家調理
身體後再回醫院化療。

即便我們一直在為媽媽調整飲食，保證她充足的營養，
她還是在第五次化療的時候出現了白血球和血小板過低的情
況。打了 3 天的升白針，才勉強符合化療條件。

化療期間的飲食

參考術後飲食規畫，病人術後 1 個月，基本已經恢復了
正常的飲食，此時除了辛辣生冷、過敏食物外，基本沒有什
麼禁忌的食物。關鍵就是營養。病人術後恢復元氣需要營
養，彌補化療對身體帶來的傷害，提高身體免疫力，避免癌
細胞擴散。

術後是各種食物不能吃，現在好不容易可以隨意吃了，
又因為化療的關係，病人不想吃。而我們能做的就是不僅要
讓病人吃，還要吃高營養、高蛋白的食物。這依然考驗著每
一位直腸癌病人家屬。

我們繼續給媽媽燉雞湯、乳鴿湯、甲魚湯，讓她吃大量

---

[007]　介白素 -11：指在白血球和免疫細胞間相互作用的細胞激素。和血球生長激
　　　　素同屬於細胞激素，兩者相互協調，相互作用，共同完成造血和免疫調節的
　　　　功能。介白素 -11 能升血小板，常用於化療後血小板降低的病人。

的新鮮蔬菜水果，每天早上純牛奶＋雞蛋＋蔬菜粥和新鮮炒的小菜。

至於補身體的中藥，比如常見的靈芝破壁孢子粉，雖然很多病人說吃了有好處，但是我們還是沒有買。一個原因是醫生說並不需要，另外一個原因也在於我們堅信日常三餐吃好、吃健康最重要，還有媽媽也怕中藥和化療藥萬一有衝突，所以綜合考慮之後我們沒有選擇中藥。

放鬆心態，不僅是對病人說的更是對家人說的

想到自己或者家人朋友得了癌症，想簡單說保持好心情是非常蒼白無力的。說得簡單，做起來就完全不是那麼一回事了。沉重、絕望、委屈、不捨，各種心情時時刻刻湧上心頭，再堅強的人也可能半夜痛哭。就連一直在我們面前嘻嘻哈哈的爸爸後來也說，不知道多少次半夜哭醒。

好在整體看來，媽媽的情緒一直保持不錯，所有的醫生和病友都誇媽媽樂觀、堅強。我想除了她本人強烈的求生欲外，作為家人能為她創造一個快樂、輕鬆、有愛的氛圍也是必需的。

我不是心理專家，但是作為病人家屬，有一點經驗可以供大家參考。

　　首先要說的是，每個病人的性格不一樣，有的可能沉默寡言、默默流淚；有的可能哭天搶地、哀嘆抱怨；有的可能迅速做好規畫，該治就治；有的手足無措，直接放棄……作為家屬，我們需要根據病人的性格做不同的調整。

　　我媽媽很堅強，求生欲很強，積極配合醫生治療，所以我們少了很多協助她做好心理準備的壓力。

該不該告訴病人實情

　　告訴與否，都是為了讓病人有更好的心態面對疾病和治療。每個人性格、年齡等情況不一樣，家屬需要做不一樣的決定。這個決定一旦做了，就盡量堅持做好接下來一系列的措施。

　　比如想隱瞞，就要在每個環節和醫生、護理師、同病房的病友、親戚朋友事先說好，否則任何一個疏忽都是前功盡棄的隱患。醫生和護理師比較注重這方面，他們一般不會直接告訴病人病情，所以要格外注意無處不在的病友，還有親戚朋友，請他們從表情到言語都要「表演」到位。

　　我媽媽是個聰明人，很會察言觀色。我和爸爸綜合考慮了我們兩個人演戲的能力還有媽媽的性格、狀態等情況，我們決定選擇性的不隱瞞。比如得癌症這個事情我們選擇告知，但是已到中晚期，有部分淋巴轉移這個消息我們就沒說，即病情比較壞的一面我們選擇不告知。真真假假，媽媽

也猜不到。可惜的是後面有一次化療，粗心的爸爸還是讓媽媽看到了病理報告，媽媽也沒有說，假裝不知道配合我們繼續演戲。直到化療快結束時才告訴我們她早就知道了。感謝母親大人的配合表演。

正視情緒

　　有很多病人和家屬聽說保持好的情緒對治療有很大好處，所以即便在崩潰的邊緣，也是克制、無視自己的情緒。這樣的堅強樂觀，就像紙老虎，一擊即潰；也像表面皮膚癒合，實則下面膿瘡滋生的傷口，非常不利於治療和心理健康。

　　其實無論誰遇到這樣的情況，都會痛苦和絕望。我們要正視現在所有的情緒，這是正常的心理反應，不羞恥、不可怕。想哭就哭出來，想吵想鬧都可以理解，發洩情緒總比憋在心裡憂鬱成結好。

　　往好的方面想，保持樂觀，快樂、有愛的氛圍，從細節開始。

　　但情緒發洩完，就盡量不要讓自己在悲傷的情緒中徘徊不前。悲傷無濟於事，我們比上不足、比下有餘，至少我們還能治療，至少我們還有希望，至少我們還有時間。這樣的心態，對病人本人來講，做起來比較困難，所以需要家人和朋友們的幫忙。

不避諱討論病情，但討論的時候，一定要把話題往積極樂觀的方向帶。但是一味地說「不嚴重」、「放輕鬆」這種毫無作用的話也無益，還不如多說說成功治療、恢復健康的正面案例，多說說現在科學的治療方法和手術成功率高。帶給病人希望，讓他們放鬆心情。

是否需要中醫治療

據我個人所知，中醫在治療癌症方面，更多的是達到輔助作用。治療癌症最好的辦法還是手術、放化療等西醫療法。大多數人只是在術後恢復期間，採用中藥調理身體，幫助身體盡快恢復。

在化療結束後，我們也去找了中醫調理身體，開的藥也是常規的補藥，並沒有特別的治療方法。

面對異地就醫我們該怎麼辦

異地就醫無論是對病人，還是對病人家屬，都是巨大的考驗。在家屬帶著病人四處求醫前，有很多工作要做。

找醫院，找醫生。這個環節就是八仙過海、各顯神通了，找熟人，網路查資料……什麼方法能用就用。現在有很多線上問診服務，可以試著線上找找醫生，先把檢查結果給醫生看，聽聽醫生的建議再決定是否要掛門診。而且，在這

個環節建議多找幾位醫生，了解各個醫生給出的不同治療方案，對比之後再確定去哪裡治療。

先掛號，再啟程。好醫生的門診自然不好掛，先掛號，確定時間再出發。掛號的方法我前面也有說，醫院現在都有自己的 App，開通了網路掛號功能。如果實在不知道怎麼掛，還可以撥打醫院電話掛號。

醫療保險不可少。確定了醫院，最好先諮詢保險公司，詳細了解就醫理賠的詳細流程、需要向醫院申請哪些文件；一般是出院後才能理賠。事先聯絡保險公司並準備好資料，也才能更好地維護自己的權益。

糧草先行。提前準備好住宿的地方，查好去醫院的路線。前期也有很多情況，只需要家屬帶著病人的檢查報告先行去看醫生，確定好後續如何治療再帶病人來，能有效避免病人舟車勞頓之苦。所以，先問一下醫生需不需要病人同行，也很重要。

總之，大家可以根據自己的情況，靈活處理問題。異地就醫最大的問題恐怕還是出在時間安排上，如果需要等很久，也要做好心理準備。

推薦兩本好書

相信很多人和我一樣，在夜深人靜的時候，還是會忍不住查一查，直腸癌能治嗎？存活率有多高？該怎麼治療才有

用？網路查資料是我們的第一選擇，在看了網路上良莠不齊的問答、各種病友的經驗分享後，建議可以看看相關書籍。

現在市面上針對性地介紹直腸癌的書很少，甚至有病友查閱醫學專業書籍學習了解直腸癌。我個人推薦兩本對我幫助很大的書：李治中的《癌症・真相》和神尾哲男的《奇蹟食療》。

《癌症・真相》這本書，系統地為我科普了癌症的發生、發展、治療、食療各個方面的知識，對於我科學地認識癌症很有幫助。至少我看了這本書後，不再害怕癌症。人類的害怕大多源於對未知的恐懼，當你真正明白了它是怎麼回事，自然也就不怕了。

《奇蹟食療》這本書，主要是介紹癌症飲食的。作者是日本人，所以在具體烹飪方面，和我們的吃法有些出入。但這本書我看到的不僅僅是學習如何吃，更多的是一個癌症晚期病人如何動腦筋，不放棄自救的過程。很多人一聽說自己得了癌症，就先嚇個半死，然後全部聽從醫生和家屬的安排。所謂自救這一塊，幾乎沒有做。保持心情愉快，配合治療就夠了嗎？不，從神尾哲男這本書來看，遠遠不夠。改變命運，除了靠醫生，靠家人，我們自己還可以做更多。動動腦筋，和病魔作戰吧！

相信奇蹟，創造奇蹟

經過兩場手術，8 個月的化療。媽媽現在已經恢復了正常生活，在家裡做飯，和親戚朋友聊天，每天和爸爸出去散步，過上了我們羨慕的退休生活。

從 2018 年 9 月開始，到現在已過數年時間。想想當年這個時候，我還在瘋狂地掛醫學中心醫生的門診，拚盡全力也想要把媽媽送進醫學中心，恍如隔世。

爸爸說，他剛開始經常半夜哭。我表面看起來嘻嘻哈哈，其實也哭過一次，覺得媽媽一生善良，樂於助人，沒做過什麼壞事，怎麼會遭受這麼大的苦難？癌症這個事情，又有幾個人能說得清楚起因呢？

幸運的是，經過醫護人員的努力，還有病友們的關心，親戚朋友的幫忙，我們控制住了病情，恢復了健康。現在只需要熬過術後復發期，就可以安心過日子了。

願所有的病友都能和媽媽一樣，幸運地遇見這麼多醫德高尚的醫護人員、熱情善良的病友，都能最終恢復健康。感謝一路遇到的這麼多盡職盡責、無私幫助我們的人。

癌症治療，確實會面臨很多嚴峻的問題，克服許多意想不到的困難，但這些困難都不足以讓我們裹足不前，一定要鼓起勇氣。要知道不是你一個人在戰鬥，你還有強大的醫療團隊做後盾，你還有千千萬萬和你一樣的病友與你並肩作

戰，你還有強大的社會支持系統做保障。不要怕，勇敢往前走，相信奇蹟，我們就是要創造奇蹟。

（本文作者：白露）

那些打不倒你的，
終將使你更強大

—— 28 歲 7 年抗癌戰

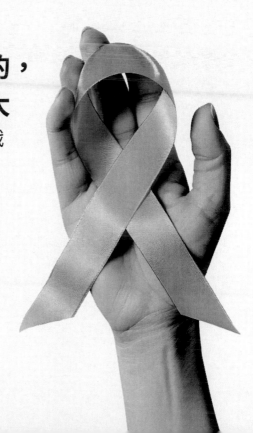

▌幸福生活突遇打擊

有些話如果跟家人說他們就會流淚，而憋在心裡又想說出來，於是我就把它寫下來。

2012 年 10 月，我 21 歲，結婚兩年，有個女兒剛滿月，父母健康，我感覺我非常幸福。家庭條件在村裡不算很好，但是絕對不差。生活比身邊的同齡人過得好些。

然而，天有不測風雲，某天早起我突然大便出血，裡急後重。由於以前大便一直正常我沒有很重視，去附近診所看了看醫生說是桿菌性痢疾，然後就是抗生素點滴。病情時好時壞，就這樣大概過了一個月，我去市立醫院做了大腸鏡檢查，結果顯示直腸隆起性病變，一般外科醫生要求我馬上入院準備手術。我一頭霧水，從來沒生病的我怎麼就得動手術了。我自己在網路上查，這大概是癌症！回到家，我看到年邁的父母、哺乳期的妻子、襁褓中的孩子，我哭了。當時家人也都不相信這是真的，21 歲就得癌症？怎麼可能啊？！後來我們輾轉來到醫學中心，醫生也說要盡快手術，無論這個腫瘤良惡性都得做手術，因為腫瘤已經阻塞腸腔了。

順利手術等待化療

就在等待手術的過程中，病理結果出來了，黏液性直腸癌。但是還好，各項檢查未發現遠端轉移。沒過幾天我就手術了，被推進手術室的那一刻，我看到父親眼中含著淚水。從小父母就比較寵我。我自認為自己還算懂事，手術過後我從來沒喊過痛，我知道，我痛，父親心裡更痛！

一天天過去，終於等到出院了，然而醫生查房的時候對我說，出院回家一個月後還要來醫院化療。我的心情一下子又跌到了谷底。我以前只聽說化療痛苦，但是為了活命，為了家人，也得去化療啊！一個月很快過去了，到了約定化療的日子。經過各項檢查，醫生制定了奧沙利鉑加口服替吉奧（Tega-fur）的化療方案，共 6 個療程，並在第三個療程時加放療。

努力堅持完成化療

在我第一個化療療程的時候，血管刺痛，兩天兩夜沒吃飯，吐出來的全是黃水。那時候我真感到了生不如死。在出院回家的時候，父親排隊去買車票，我在廣場上等著他，即使穿著大衣，渾身還是凍得瑟瑟發抖，身體和心理都快崩潰了。

第二個化療療程開始的時候我就不願意去了，最後全家人商量決定選擇在本地醫院化療，並且在第三個化療療程時加上了放療。放療一開始的時候還好，身體還能承受，到了最後幾次，我就有了放射性直腸炎，腸道出血，放射部位疼痛。但是，為了這個家，我咬緊牙關堅持了下來。

平靜生活再被打破

6 個療程的化療加 25 次放療做完了，我終於不用住院了，以後定期複查就可以了，我以為生命中的這一頁可以翻過去了，然而這一頁並沒有翻過去。

大概過了 3 年，2015 年 11 月，我複查發現 CA19-9（腫瘤標記）升高，過半月複查 CA19-9 繼續升高。去大醫院做了 PET-CT 檢查，果然出了問題。盆腔多發轉移，就像撒的芝麻一樣密密麻麻，只有去內科化療。

內科讓我們做選擇：單純化療或者化療加標靶治療。後者有長期生存的機會，但是費用較高，算下來一年少說也要近百萬元，也許對於有些人可能不是問題，但是對於我們這樣的普通家庭來說就是個天文數字啊！

在回家的車上，父親眼眶發紅，聲音哽咽，總是一遍又一遍地反問自己怎麼辦？怎麼辦？我也許很自私，內心很想

用標靶治療，但是我沒說。我說：「就化療吧！別人不都是這樣嗎？」父親卻沒有同意。父親對我說：「如果現在有方法治療我沒讓你治，我會埋怨自己一輩子，無論多少錢我都讓你治，最後治好治不好就看你的命了！」就這樣我選擇了標靶治療加化療。

基因檢測結果三項均為野生型，醫生說這算是個好結果，可以用爾必得舒，當時爾必得舒一次治療要 4 萬多元，連續用 6 次才能免費贈藥。我開始了復發後的第一次治療，爾必得舒 + 愛萊諾迪肯 + 左亞葉酸鈣 + 氟尿嘧啶，總的來說這次過程還算順利吧！只是出現了皮疹、腹瀉等一般的不良反應。就這樣持續了 12 次化療，在這 12 次化療中腫瘤沒有增大也沒有縮小，醫生說還算穩定。

4 年曲折標靶治療

12 次化療結束，又開始了爾必得舒加口服卡培他濱治療（最近聽病友說爾必得舒不能配卡培他濱，要配替吉奧。我不知道真假）。大概治療了 18 個月，複查發現腫瘤增大，醫生考慮爾必得舒耐藥，要換貝伐單抗。沒辦法，我又開始了新一輪的化療，這次方案是貝伐單抗 + 奧沙利鉑 + 氟尿嘧啶，醫生說這次化療結果猜想不會太好，因為以前奧沙利鉑

我已經用過一次了，但是當時也沒有別的選擇。

可能是經歷過太多次的化療，我的身體吃不消，在第四次化療的時候出現了奧沙利鉑過敏，全身皮膚紅、癢，打了好多抗過敏針也沒用。醫生又讓我們選擇，要麼停用，要麼觀察著繼續用。真是兩難啊！停藥意味著沒有藥可以用了，繼續用有風險。最後想想還是堅持用吧！就這樣，即使過敏也堅持用了 8 次。療程結束，這 12 次化療後腫瘤仍是不增不縮。

12 次化療結束以後要單方藥貝伐單抗＋替吉奧，但是單方藥剛用了一次貝伐單抗之後我就出現了大便出血，而且量還很大。用了貝伐單抗後的腸道出血有可能是藥物引起的腸穿孔、腸瘻。最後醫生診斷是痔瘡出血，觀察幾天沒出血就讓我出院了。出院回家以後又出血，我趕緊返院，醫生安排大腸直腸外科檢查後做出肯定的答覆，不是痔瘡。

一家人都慌了，難道是腫瘤？最後不得不做大腸鏡，大腸鏡診斷為放射性腸炎，好幾年沒有的腸炎又出來搗亂了！但醫生說：「不用擔心了，回家好好過年吧！」

回到家就是除夕，準備年貨的時間都沒有了。雖然我們沒有準備年貨，但是這個年我們過得很高興。後期用貝伐單抗的這段時間出現了很多問題，出血、蛋白尿、高血壓，就這樣我斷斷續續地用了 20 個月，之後複查發現腫瘤增大、

肝肺多發轉移，這時候醫生建議用癌瑞格（Regorafenib），我口服癌瑞格 3 天後腸道出血量很大，經過止血治療後又繼續嘗試吃癌瑞格，還是出血。最後醫生讓我口服安羅替尼（Anlotinib），這次安羅替尼又出現了耐藥！但是無論如何我要活下去！我已經治療了大概 7 年，每一次的復發耐藥，就像揭傷疤，每次傷口還未縫合就被重新揭開。

感謝家人不離不棄

在這艱辛的治療過程中離不開家人的付出與支持，在這裡我要感謝我的父母，每每看到年近 60 歲的父親還在做著超出負荷的體力工作，我心如刀割。即使我家條件不好，但別人家小孩有的我女兒也有，因為我父親知道我可能無法全力扶養孩子，他更不希望虧了他的孫女。現在本應當是我養他的時候，可他還在養著我和我的孩子。

父親曾說過：「我情願得病的是我，如果你沒了，我們這個家就散了。」我也要感謝我的妻子，這些年對我不離不棄，本該在家照顧孩子的她選擇了去工作。中間一次次耐藥復發的過程中我也曾對她說過，我可以跟她離婚，我不想拖累她太久，她要是離婚我也不怪她，會尊重她的選擇。如果換作她生重病，我可能做不到她這樣。她卻堅持說：「既然

你病的時候我沒離開你，我就選擇陪你到最後一刻。」有時痛得厲害我很想放棄，但是想想他們，即使忍受再大的痛苦我也想活著。因為只有活著，我才有這個家庭；只有活著，父母還有兒子，妻子還有丈夫，女兒還有父親。

「當癌症來敲門時」，不管是病人還是家屬的內心都是恐懼的，我們害怕，害怕未知的明天，害怕失去……這時我們需要換個角度去考慮問題，疾病既然來了，懼怕是沒用的，我們能做的只有逐漸接受和勇敢面對，做一個勇敢的鬥士，做一個稱職的家人！親愛的朋友們，抗癌路上，雖然艱辛，讓我們共同攜手，互相陪伴，與愛同行！

（本文作者：馬亞飛）

我陪爸爸抗癌

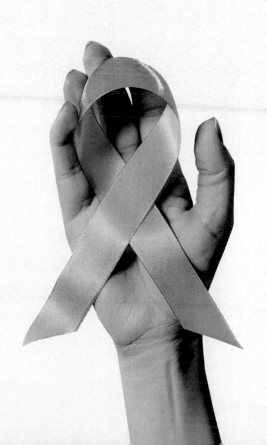

編者按：本書本意是想向讀者分享康復者在醫治過程中可借鑑的治癒經驗。本篇文章作者的父親雖然已經離開了，但是他們走過的彎路和總結的教訓對大家也是有意義的。所以放在本書的最後，希望對大家能有幫助。

在我提筆寫下這篇文章的時候，爸爸已經離開了。他走得安詳又平靜，最後一刻我陪在他的身邊，看著他消瘦的面龐，回想這一路陪著他治療的一幕幕，心裡不停地說著「爸爸你放心，一切都會好起來」。雖然抱著這個信念，一年多來我們東奔西跑，去了無數次醫院，見了無數的醫生，嘗試了無數的辦法，但最終，還是無可奈何地送別了爸爸。

放在一生來看，一年很短，但這一年，卻感覺無比漫長。走過彎路，有過僥倖，下過決心，遇見過好醫生，得到過熱心病友的各種幫助。糾結過，憂鬱過，逃避過。廁所、馬路邊、醫院的走廊、深夜的車裡，我大哭過，又擦乾眼淚繼續戰鬥。無論醫學怎麼發達，在有些疾病面前，還是無能為力。就像我們自己，無論平時多麼堅強，在家人的生死面前，還是脆弱得不堪一擊。

本不想再回憶這些痛苦的過程，但反思爸爸的治療過程，確實得到很多教訓。還是決定整理一下，如果能為正在治療、正在康復的人以作提醒，也算功德一件，就當對爸爸的一個紀念。

醫院不保證治癒，但偏方奇藥風險更大

　　爸爸連續幾個月大便出血，他一直以為是痔瘡，看了醫生也說肯定是有痔瘡，但還是建議做個大腸鏡檢查。上一次做大腸鏡檢查已經是很多年前了，直腸上有一些小息肉處理掉了，但是還有一個大息肉，因為要住院處理，爸爸一直拖著沒做。醫生分析，就是那個息肉發展成為了腫瘤。2018 年 6 月 20 日，爸爸在老家做大腸鏡檢查，結果顯示，直腸巨大隆起，診斷直腸癌。聽到媽媽在電話裡語氣不對，我知道出事了。但還是抱著僥倖心理，寄希望於誤診，我向父母要來了檢查資料，發給朋友。朋友回覆我，我只看到 3 個字──應該是。6 月 25 日，我帶著爸爸到癌症專科醫院，一位外科知名專家做了指檢後，讓我們進一步檢查，爭取早點做手術。片刻不敢耽誤，爸爸趕緊做了核磁共振、CT 檢查，確診直腸腺癌。但是更糟糕的是發現肝轉移多發。這位專家說這種情況需要多專業會診，再確定治療方案。在等待多專業會診期間，我們去了趟外地，聽說有位「神醫」和一種「神藥」治好了很多人的癌症。對疾病本身認知的欠缺和對化療放療的恐懼，加上製藥公司負責人的宣傳，無數成功案例，爸爸決定試一試。「神醫」把癌症比作感冒，提出了「癌症就是個常見病」的觀點，拿出了很多治療成功的案例，這給了爸爸很大的信心，也緩解了他的焦慮。雖然「神醫」、「神

藥」讓驚魂不定的我們稍有振奮，但我還是心裡不踏實。

　　7月3日，醫院多專業會診，建議爸爸先化療。會診現場，帶頭的是那位外科專家，在詢問一些細節的時候，無人應答。這位專家有點生氣，我也有點焦慮，在我們看來天大的事，醫生們幾分鐘就下了結論。我對自己醫學知識的欠缺很惱火，但時不我待，也來不及自學，趕緊多找幾個醫生詢問。我跑到另間大醫院，臨近中午，結直腸科的一位主任看了檢查報告後馬上幫忙聯繫了肝膽外科主任，趕去的時候肝膽外科主任已經休息。門口護理師義正詞嚴地跟我說主任休息不能打擾。好說歹說才放我進去，護理師打了電話給主任，主任還是接待了我，看著確實很疲憊，我很感動。主任說肝上的腫瘤太多了，不僅面積大，分布在肝的各個區域，而且有幾個腫瘤本身也不小，外科確實不好處理，建議多專業會診。這個意見對我來說就是晴天霹靂，慌亂之中趕緊去約多專業會診。

　　出了醫院大門，我忍不住眼淚落下，在路邊整理情緒。進家門之前深吸一口氣，我決定不告訴大家實情。只說腸上稍有點不規則，可能還要再會診一下。爸爸是法醫，有一些醫學知識，但他更熟悉死人，不太熟悉病人。聽了我的敘述，他看著平靜，但我知道，我爸媽的心情都很差。我自己的心情也不好，說著話掐著大腿還是沒忍住眼淚。第二天爸

爸去做了基因檢測，結果 KRAS 第十三因子、BRAF 594E 突變，MSS。

7 月 17 日，醫院多專業會診，結論還是一樣，一線三藥聯合化療，考慮造瘻。負責多專業會診的是結直腸外科的醫生，很負責任，也向我普及了一些基本知識，請示了主任後告知我，如果造瘻就來結直腸外科，如果不做就去內科治療。我問造瘻的原因，回覆我說防止腸阻塞，我問阻塞的可能性有多大，說不確定。別說化療，這治療還沒開始就造瘻，我想爸爸會很難接受。回家之前我反覆整理情緒，組織了一下語言，把醫生的建議告訴他。爸爸聽後堅定地說：「先不化療，吃神醫的藥。」現在回想起來，這步是走錯了，世界上沒什麼神藥，絕望中的無知和恐懼讓人喪失判斷的能力。接下來的血液檢查，CEA 和 CA19-9 持續升高，「神醫」的解釋是：癌細胞凋亡的過程中本來就會升高。我查詢了一些資料，沒有這方面的研究。一個月後，複查核磁共振，數據顯示直腸腫瘤縮小一半。我們都很振奮，覺得自己的選擇無比英明。雖然指標還在升，好在爸爸的狀態不錯。我想「神醫」說的「吃得下睡得著拉得出就沒事」，還是有道理的。爸媽在這時決定先回老家。

我拿著影像檢查結果又去了另間醫院肝膽外科，一位主任看了結果判斷還是要先化療。這中間我又去了趟外縣市，

醫生給的方案跟前幾間醫院醫生的基本一樣，只是擔心腸阻塞，用藥更保守一些。這次求醫才體會到，醫生們真的沒空為每一位病人做科普和心理輔導。但因此而產生的不信任卻會讓病人及家屬做出一些不理智的決策，比如我們。國慶前，爸爸開始覺得肛周疼，老家醫生說還是痔瘡引起的，結果用了很多痔瘡藥都沒用。我回家時，爸爸已經臥床不起，看狀況我決定去外地治療。跟醫生聯絡後，建議先處理疼痛，再說下一步治療。我掛了某間醫院專科門診，主任說爸爸這個不是痔瘡，還是腫瘤，最好做手術。我暗自質疑他的結論，因為核磁共振和 CT 的檢查結果他都沒有看，就草率地建議手術。但是爸爸想動手術。其實我們都簡單地認為腫瘤長出來了，手術拿掉是最好的，而且，在腫瘤治療裡，確實外科手術是首選。但是經過一段時間的學習和了解，我也慢慢明白，腫瘤治療是一個系統的過程，不單單是切掉腫瘤那麼簡單。我們決定還是到癌症專科醫院就診。

10 月 10 日我們去癌症專科醫院，檢查提示疾病進展 —— CEA 達 450，CA19-9 達 9,800。這時已經來不及去外地治療了，得馬上化療。我們先後找了 3 位內科醫生確定化療方案。兩位醫生建議先上兩藥，化療爭取手術機會；一位醫生建議化療同時放療，放棄手術。我怕同時放療爸爸身體吃不消，又還是想搏一搏手術機會，就選擇了第一方案。

10 月 12 日爸爸住院，開始化療。考慮到爸爸身體狀況，醫生決定先用兩藥，奧沙利鉑 + 截瘤達，雙週方案，從這才開始了正規治療。耽誤了將近 4 個月的時間，後悔莫及也無濟於事。雖然我嘴上跟媽媽說「每一步都不能往回看」，但夜深人靜的時候，我還是後悔得難以入睡。一個知識分子，在疾病面前，做出了如此愚蠢的判斷。雖然我也會寬慰自己，起碼爸爸 4 個月生活品質還不錯，但一想起也許早一點治療會有更多可能性，就自責得百爪撓心。

　　從確診到確定治療方案，我們走了彎路，分析原因主要有以下幾個方面：

　　第一，情緒和心理問題。從剛得知患病的那一刻起，我們全家都很慌亂，很恐懼，也很焦慮。這些情緒影響了後面治療方案的決策。因為長時間被這些情緒困擾，在遇到所謂的「神藥」時，就喪失了判斷的理智。因為對「神醫」、「神藥」懷有僥倖心理，錯過了治療的最佳時機。現在想想，世界上這麼多科學研究機構、科學研究醫護人員，如果真有這麼有效的藥物，早就家喻戶曉了。這麼簡單的邏輯，在不正常的情緒之下，就被無視了。在疾病面前，緩解情緒的需求有時候真的是大過了解決問題的需求。有一些方案也許暫時緩解了焦慮恐懼的情緒，但不是真正解決問題的方案。也是這樣的思考，造成了最終治療的偏差和失敗。

　　第二，醫患溝通問題。多種治療方案，包括治療期間副作用的應對，如何選擇，除了病人的期待、經濟上的考慮，更多的還是要遵照醫囑。要充分地信任和理解醫生，我們的醫生真的是太辛苦了。爸爸的主治醫生在出普通門診的時候，面對幾十個病人，從早上8點出診一直到下午2點左右，不吃不喝不上廁所，旁邊放一塊巧克力，那真的是用自己的命去救別人的命。腫瘤醫生，面對的很多都是生死問題，他們要在有限的時間裡，為更多的病人治療。所以他們沒辦法給予每個病人充分的時間去溝通，沒辦法照顧每個病人的個別需求。有時候他們態度不耐煩，是因為他們的認知和病人的完全不在一個水準。他們要憑藉專業全面的醫學知識和大量的臨床經驗去判斷和解決更多病人的問題，而不是讓某個病人滿意。正因為一開始我沒辦法理解醫生的做法，覺得他們沒有充分地重視，從內心沒有完全信任醫生，疑神疑鬼，患得患失，導致治療方案沒有充分發揮作用。

　　第三，基本醫學常識的欠缺問題。腫瘤的治療是個系統性問題。除了基礎的治療手段，還有副作用的管理、營養的支持、情緒的管理。所有的問題都需要具備基本的醫學常識。而我們在這之前是沒有受過任何這方面的培訓，也沒有學習過這方面的知識。血常規、血生化、腫瘤標記的指標，常見的症狀，這些醫學常識的欠缺，也讓我們在做出判斷的

時候少了基本的支撐，讓我們的決策受情緒而不是理智控制。每一個大小問題的出現和處理，都考驗著我們的知識量。醫學常識的欠缺，也成了困擾我們的一大問題，讓我們每每遇到問題都手忙腳亂，也在一定程度上干擾了治療。治療期間，我加入了很多病友群組，有些品質很低，但有一個群組是一位熱心公益的女士組建的。在這裡我得到了很多幫助，也學到了很多知識，包括治療、副作用的應對、營養的支持、就醫的技巧，甚至在群組裡還有醫生曾為人家答疑解惑。在我最難過的時候，是這個群組給了我力量。

對醫生要充分信任，但自己也要絕對上心

我爸最開始去醫院治療的時候，因為持續的疼痛已經不能走路了。在接送他的時候，看見他人蜷在輪椅裡，整整瘦了幾圈，精神狀態很差。好在第一療程化療沒什麼副作用，讓我們對治療的信心大增。化療後疼痛緩解很多，食欲也不錯，兩週時間，人胖了 5 斤。第二療程化療主治醫生擔心這個方案太慢，腫瘤壓不住，決定換三藥。我又徵求了另兩位醫生的意見，一位覺得上愛萊諾迪肯有梗阻的風險，一位建議化療同時直腸做放療。主治醫生意見是肝上的病變進展很快，肝上如果控制住了腸上還有機會，不用急於放療。最終我們決定按照主治醫生意見，開始三藥聯合貝伐單抗化療。第二、第三療程化療都還順利，化療完爸爸有點噁心，但持

續時間不長，頭髮也沒掉，爸媽覺得是用進口藥的緣故，其實只是因人而異，為了讓他們安心，我也連稱「是、是、是」。腫瘤標記物的數值在大幅度地下降，從影像檢查結果看，雖然直腸的腫瘤負擔還很重，緩解不太明顯，但肝部最大的腫瘤縮小將近 1/3，評效為 PR（部分緩解），我們又一次燃起了信心。

第四療程化療後爸爸很難受，幾天不吃不喝，瘦了 8 公斤多，噁心、嘔吐、乏力，每天臥床，不聲不響，心情很差。白血球、血小板指標也降得很厲害。我去找醫生，仔細地把狀況回報了一下。醫生決定第五療程藥物減量。第七療程化療完評效，依舊是 PR（prgressive disease，部分緩解），我們很興奮，想著也許有手術機會。我拿著影像結果去兩個腫瘤醫院的結直腸外科和肝膽外科諮詢，幾位醫生都覺得手術很難，代價太大，建議再做兩個療程化療看看。

做完第八療程化療，正趕上春節，爸爸想回家住一段時間，結果沒有按照計劃時間返回醫院繼續化療。等回到醫院做檢查後，發現腫瘤標記物的數值開始回升。醫生的看法是，單看一次的檢查意義不大，建議繼續觀察，同時還是建議再做兩次化療。第九療程化療辦好住院手續後，我看腫瘤標記物的數值還在升，跟醫生溝通是不是需要換藥換方案，醫生考慮後決定暫停化療並很快安排多專業會診。第二天召

集了外科、影像、放療科醫生會診，確定了先肝部介入後進行直腸放療的治療方案。放療是用根治劑量還是術前劑量，醫生們意見有些分歧，討論後還是決定術前劑量，為手術留了一點可能性。醫生預期介入比較溫和，爸爸可以耐受。正趕上清明節假期，雖然有點倉促，但看著爸爸的指標不斷往上漲，我還是跟醫生爭取盡快做。

介入治療採用的是肝動脈栓塞化療，載藥愛萊諾迪肯。做完後爸爸說太痛了。當天晚上，爸爸心臟出現異常，心律不齊，人暈得厲害，止痛針也控制不住疼痛。第二天人有點迷糊，第三天開始說胡話，大小便失禁。醫生分析也許止痛藥用的太多，不良反應大。後來猜測，可能是肝昏迷。幾次會診，醫生也沒有好的辦法。肝功能指標不好，心臟也不穩定，醫生建議轉診到另間醫院。跟主治醫生商量後，我們決定再留院觀察。

期間我去了別間醫院諮詢，心臟科醫生認為是化療誘發的心臟問題，開了幾種藥，覺得問題不大。住了 9 天，爸爸症狀慢慢好轉，決定出院。回家休養了幾天，爸爸堅持要回老家，我沒反對。一是我對自己主張介入這件事耿耿於懷，不知道下一步怎麼辦；二是想著不管下一步怎麼辦一定得先讓爸爸的身體狀況恢復。

在休養的過程中，我爸疼痛症狀很難緩解，奧施康定

從 20mg 加到了 260mg。我又去了別的醫院，醫生建議實施 tas102+ 貝伐單抗方案，開了奧諾美（OxyNorm）膠囊。接著我去了某大學附屬醫院，醫生建議試試癌瑞格 +pd-1。醫生反覆比對影像，把方案的理由和最新的研究給我看。止痛的方案也給了幾套，包括造口、神經毀損術。我雖然忐忑，但又感覺有些希望。開奧諾美的那間醫院給的止痛藥對爸爸沒有太大的作用，疼痛還是時好時壞。

這期間，我去營養科和疼痛中心很多次，想要找一些緩解疼痛、增加營養的方案。醫生開了不同種類的止痛藥，不同種類的營養粉和營養液。但是症狀緩解不太明顯，爸爸也不太能接受營養粉液的味道，身體每況日下，心情也不太穩定。

長時間的治療，讓老人身心俱疲。爸媽開始聽一個線上身心靈課程，課程中有很多病友分享治療經歷，讓他們覺得很感動。雖然我還是覺得要繼續治療，但看著爸爸還算穩定又相對舒適的狀態，沒忍心說。雖然這個課程中有很多分享治癒經驗的病友，但爸爸的狀況並沒有好轉，身體持續消瘦，情緒也不太穩定。

直到爸爸開始大量便血，才又返回醫院開始治療。因為癌症專科醫院已經沒有更好的治療方案，我們又到了別間大醫院。一位主任給了幾種方案：一是做一個甲基化檢測，結

果合適可以嘗試替莫唑胺（Temozolomide）＋卡培他濱；二是嘗試癌瑞格＋PD-1；三是對症治療，身體狀態允許的話做直腸姑息放療。因為爸爸的疼痛無法緩解，每天大量的止痛藥造成的不良反應讓他非常痛苦，他身體又比較虛弱，我們選擇了神經毀損術。手術很成功，疼痛緩解了很多。但是因為阻塞嚴重，醫生建議做一個造瘻，否則發生腸穿孔的風險非常大。我們又趕緊聯繫醫生，做了造瘻手術。手術持續了5小時，醫生說腸內的糞便太多了，給我們看了處理的照片，滿滿一大盆糞便。我們都鬆了一口氣，想著這回就好好休養等待接下來的治療。

整個治療的過程，確實不同的醫生有不同的方案，我想這跟醫生的經驗、能力甚至性格都有關係。因為每個病人的具體情況不同，期待不同，所以在方案選擇上，醫生會考慮病人及家屬的意見。這就是考驗我們的時候。我想，作為病人家屬，除了不斷地學習，最重要的就是跟醫生保持良性的溝通，讓醫生及時、全面了解病人的情況、期待。每次我去見醫生之前都要列問題提綱，整理病例，做資料對比，既提高效率，也避免遺漏。

治療是個系統工程，抓主要矛盾也要抓次要矛盾

治療是個複雜的過程。有人說「三分藥三分吃，三分心情一分運氣」，治療到一定階段，真是一個哲學問題。要生

活品質還是爭取生存時間？告訴病人病情讓他有心理準備，還是隱瞞病情讓病人心存希望？用猛藥衝一把還是小火慢熬般治療？每一位醫生的選擇不同，病人和家屬的期待不同，結果也不同。沒有人教過我們如何面對死亡，如何談論死亡。雖然我們都是向死而生，但真正面對死亡的威脅，還是驚慌失措。

治療也是個系統問題，主要癥結點就是處理腫瘤，這也是所有人的重點，也許是唯一的焦點。但是往往忽略了還有其他的次要問題，對解決主要問題至關重要。我們一開始把所有的注意力都集中在治療方案上，忽略了症狀的處理、營養的支持和情緒的管理。現在回想起來，這些疏忽也是造成爸爸的抗癌治療沒有達到預期的重要原因。

第一，關於疼痛。爸爸的症狀加重，是從疼痛開始，也困擾他的整個治療過程。最嚴重的的時候，無法下床行走。止痛藥奧施康定從最初的每天 20mg 加到了 520mg，爸爸出現了嚴重的不良反應，包括噁心、嗜睡、抽搐，有時候還會出現幻覺。一開始，我們想當然認為有腫瘤在就會疼，很正常，最初的化療也確實緩解了疼痛，所以沒有在疼痛上花精力。但是在疼痛嚴重影響生活的時候，我去了疼痛中心諮詢才了解了緩解疼痛有很多方法，也有很多種藥物。醫生告訴我，讓癌症病人沒有疼痛是終極目標。解決了疼痛的症狀，

才能提高生活品質，才能有效地治療。在醫生的指導下，爸爸開始服用各種止痛藥物，後來又做了神經毀損術。疼痛緩解很多，生活品質也提高很多。但是這一步走的太晚了，長時間的疼痛對爸爸的身心都是嚴重的折磨，讓治療舉步維艱。如果能早一點對疼痛進行干預，也許結果會大不相同。

　　第二，關於營養。相對於吃什麼藥，怎麼補充營養就好像不容易受到關注。在治療過程中，由於化療藥的影響，爸爸食欲很不穩定。在完成第四療程化療後，他連續一週不怎麼吃喝，體重驟減。醫院開的營養液他也吃不下。我去了營養科才知道，營養支持有很多辦法，包括各種類型的營養粉、營養液、蛋白粉，而且在用法上也跟我們想像的不一樣。沒有達到一定量的補充是無法滿足治療和身體所需的。爸爸的飲食還是以一般的家常飯菜為主，後來因為消化很不好，流食的比例增加。但是這些家常飯菜對特殊人群，尤其是癌症治療過程中的人群來說，可以給予的營養支持是非常不夠的。沒有充足的營養，根本扛不住化療對身體的打擊。雖然這期間，加了海參、乳鴿湯、魚蝦等平時爸爸不吃的東西，但是，多數時候我們還是隨著他的口味。等我們意識到這件事情的重要性時，爸爸的身體已經很虛弱了。如果我們可以早一點用科學的營養方案，也許結果又不一樣了。

　　第三，關於情緒。有人說心態決定一切。同樣的病情，

同樣的治療方案，但不同的人會有不同的結果，可能主要差別就在心態。有的人生性樂觀，無所畏懼；有的人悲觀失望，消極封閉。但是在疾病面前，真正的樂觀堅強太難了。內心的恐懼、不良反應的影響、周圍人的情緒，都是無形的壓力，讓病人無從化解。但怎麼幫助病人化解情緒，這個比治療方案還難。病人所遭受的痛苦，誰都不能感同身受。在幾次化療期間，爸爸的情緒非常不穩定，化驗結果好的時候，就信心滿滿；不良反應大的時候，就煩躁不安。治療期間，所有人都身心俱疲，每個人都承受巨大的壓力，但家人能做的就是體諒和理解吧。自從爸爸生病以來，媽媽幾乎24小時陪伴爸爸，要化解他煩躁的情緒，要安慰，要鼓勵，要打氣，也許她也在做著最後告別的準備。我幫她預約了一位心理諮商師，她也沒去過幾次，我想是很難排解她的情緒。但是，良好的情緒確實對治療意義很大，可以支撐著病人抗住苦難的，只有內心的信念。爸爸在最後的幾天已經非常絕望。他把媽媽叫到身邊，要求停止營養液，希望能夠盡早脫離痛苦。我們就知道，這次是真過不了這一關了。其實，現在有很多專業的心理諮商服務，是可以緩解病人情緒，幫助他們樹立信心的。當然每個人脾氣個性不同，作用也因人而異。我想，如果爸爸能夠早一點接受心理諮商，也許結果會不同。

第四，關於告知。這是個小問題，也是很多人都會面臨的問題。是不是告訴病人實情，可能每個人做法都不同。這跟我們的文化有關係。沒有人教過我們如何面對死亡，也沒人教過我們如何溝通關於死亡的問題。從爸爸病情確診開始，我就沒告訴他實情，我覺得他無法承受。第一次檢查後，我嘗試著向他透露一些消息，但看到他瞬間消沉的狀態，我和媽媽決定還是不告訴他全部情況。後面的治療除了第一次看醫生時他在，其他時間都是我帶著資料去找醫生。我怕醫生會透露實情，怕他承受不了。做決策的壓力非常大，每走一步都如履薄冰。每次看著爸爸嘔吐、疼痛、乏力、沒有食欲，我就無比的自責。現在回想起來，如果我早點告訴他，是不是能夠讓他對後面的治療有充分的心理準備，他就不會那麼焦慮，是不是能夠讓他有更充分的時間去完成他還想做的事。爸爸走得很突然，最後一次進醫院不到一週的時間，就離開了。一直到彌留之際，他也沒再跟我們交代任何事情。我不知道他是在埋怨我，還是對一切都真的感到很放心。

　　爸爸離開一個多月了，我還是有點愣愣的，覺得一切都不太真實。從確診到離開，只有一年多一點的時間。雖然一開始醫生就跟我說，存活期最多兩年，但是我沒有真正想過這個時間的意義。我想著，醫學的進步也許會攻克這個難

題，也許爸爸就是那個幸運兒。直到爸爸離開的最後一刻，我都無法相信。這是我人生遇到的最大的困難，也是遭受的最大的打擊。

比起各種治療成功鼓舞人心的經驗，我的所寫所思，可能會讓人沮喪。但我還是鼓起勇氣，拿起筆來，教訓種種，供大家參考。

祝願所有的人一切安順！

（本文作者：丹）

電子書購買

爽讀 APP

國家圖書館出版品預行編目資料

癌後重生——結直腸患者的抗癌者日誌：九位患
者與家屬親身經歷，少走彎路便能順利康復 / 新
生 著 . -- 第一版 . -- 臺北市：崧燁文化事業有限
公司 , 2024.05
面；　公分
POD 版
ISBN 978-626-394-213-4(平裝)
1.CST: 大腸直腸癌 2.CST: 病人 3.CST: 通俗作品
415.569　　113004536

癌後重生——結直腸患者的抗癌者日誌：九位患者與家屬親身經歷，少走彎路便能順利康復

臉書

作　　　者：新生
發 行 人：黃振庭
出 版 者：崧燁文化事業有限公司
發 行 者：崧燁文化事業有限公司
E - m a i l：sonbookservice@gmail.com
粉 絲 頁：https://www.facebook.com/sonbookss/
網　　　址：https://sonbook.net/
地　　　址：台北市中正區重慶南路一段六十一號八樓 815 室
Rm. 815, 8F., No.61, Sec. 1, Chongqing S. Rd., Zhongzheng Dist., Taipei City 100,
Taiwan
電　　　話：(02) 2370-3310　　　傳　　　真：(02) 2388-1990
印　　　刷：京峯數位服務有限公司
律師顧問：廣華律師事務所 張珮琦律師

-版權聲明

定　　　價：299 元
發行日期：2024 年 05 月第一版
◎本書以 POD 印製
Design Assets from Freepik.com